怀孕这件大事儿

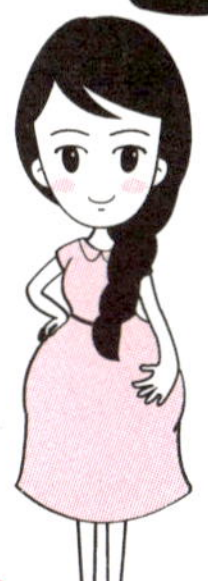

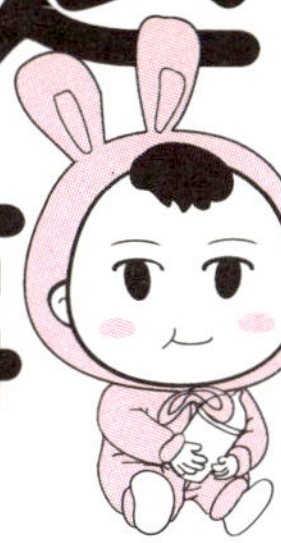

杜小溪 著

北京联合出版公司
Beijing United Publishing Co.,Ltd.

图书在版编目（CIP）数据

怀孕这件大事儿 / 杜小溪著. —北京：北京联合出版公司，2017.6

ISBN 978-7-5596-0454-5

Ⅰ. ①怀… Ⅱ. ①杜… Ⅲ. ①妊娠期—妇幼保健—基本知识 Ⅳ. ①R715.3

中国版本图书馆CIP数据核字（2017）第094705号

怀孕这件大事儿

作　　者：杜小溪
责任编辑：李　红　徐秀琴

北京联合出版公司出版
（北京市西城区德外大街83号楼9层　　100088）
北京嘉业印刷厂印刷　　新华书店经销
字数：140千字　880mm × 1230mm　1/32　印张：7.5
2017年6月第1版　2017年6月第1次印刷
ISBN 978-7-5596-0454-5
定价：39.80元

序

在我们妇科内分泌门诊，每年有数以万计的女性冲着怀孕而来，可她们中的很大一部分却并不清楚怀孕是怎么一回事儿。卵巢和子宫是什么关系，卵泡是怎样长大排卵的，应该怎么科学备孕，受孕的过程是怎样的，怀孕后要做哪些检查……面对奔涌而至的问题，小溪会手舞足蹈地一个个解释，用生动形象的比喻来让患者理解，甚至还建了个微信群，随时随地为患者解惑。从这里我看到了她对专业和科普的热爱，作为她的老师，我感到非常欣慰。

后来我知道，小溪开始写科普文了。她用年轻人的方式，把复杂的妇科内分泌知识讲成有内容的故事——每个女性身体内部都在发生的故事。她幽默、独特、逻辑性极强的文字，获得了读者们的喜爱。

这本书延续了小溪一贯的风格，对文字的把握也愈加驾轻就熟。以怀孕概述为起点，带大家重新认识怀孕这件事儿。再分备孕篇、产检篇、孕期问题篇和产后恢复篇，完整地讲述了与怀孕相关的各个方面。内容不少，却字字精华。独辟蹊径，将沉闷的教科书式内容挖了出来浮在水面，欢腾雀跃。

我相信，当你拿起这本书，将会舍不得放下，并在欢笑声中读完。原来，怀孕是这样一件大事儿！

阮祥燕

目录

第一章　总貌：怀孕是怎样一件大事

第二章　备孕篇：让娃有备而来

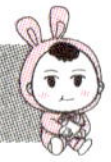

第三章　产检篇：产科十月游

第四章　问题篇：关爱娃，更关心你

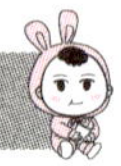

CHAPTER 1

第　一　章

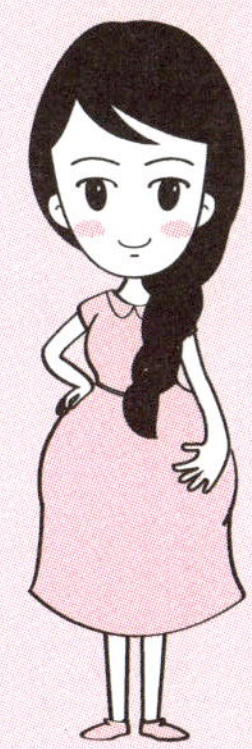

总貌：

怀孕是怎样一件大事

一、首先，你要有一个卵

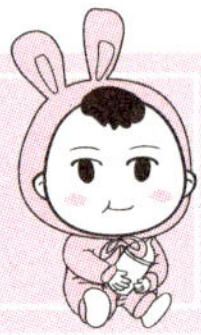

（一）成就一个“天之骄卵”的 85 天

卵巢是个仓库，每个姑娘出生时的标配是库存 100 万 ~200 万个卵泡，只能消耗，不能补货。到了青春期，卵泡数消亡到 20 万 ~40 万个。随着发育成熟，姑娘们要开始排卵啦，当然，跟屁虫大姨妈也随之而来。由此开始，前赴后继，一般每个月都会有 1 个卵排出；伴随它长大的还有 1000 多个卵泡，因为实力不够强劲而落选当了炮灰（优胜劣汰的奥义）。

好的，接下来姑娘们到了育龄期，准备造小人儿啦。首先，你要有一个卵，而且最好是质量上乘的一个。在茫茫卵海中，我们发现了一个：“哎哟，不错，我们看好你哦！”它，注定成为“天之骄卵”，且让我们叫它 L。

“喂，醒醒！”只有 30μm 大的 L 被叫醒了。此时的它，跟其他几十万个卵泡一样处于最小个儿的睡眠状态，称为始基卵泡。“你们这 1000 多个，醒醒，跟我走！”仓库管理员喊道。于是它们磨叽地起床，慢慢地生长，经过 270 多天，才长到 120μm。在这个过程中，它们各长各的，互不干扰，默默无闻，和平相处，经过初级卵泡阶段变成次级卵泡。

从小不点儿 L（次级卵泡）正式进入 PK 模式赢过 1000 多个卵泡（成为优势卵泡），需要 85 天。现在你猜，为什么总说备孕需要 3 个月？答不上来的自动左转面壁去吧。

卵泡们首先需要长身体（营养生长阶段）。这个阶段包括 4 级，每吃胖一圈儿，升一级。1 级小 L 的食欲可好啦！25 天后获得了 2 级勋章，还有升级装备——吃货专属大口袋（卵泡腔），这个口袋里装着生长因子、类固醇激素、促性腺激素，随时补充营养，吃饭香香，身体棒棒。再过 20 天 L 升到了 3 级，14 天后升为 4 级。这个时候啊，L 已经从 0.12mm 长到 2mm，数量级都升了呢！

接下来进入战斗模式。4 级 L 抢夺食物能力超群，口袋（卵泡腔）里装足了卵泡刺激素（FSH），还超能吃，所以长势喜人，10 天后顺利升到 5 级。残酷的事情由此发生，接下来会有 58% 的 5 级卵泡（5mm）、77% 的 6 级卵泡（10mm）、50% 的 7 级卵泡（16mm）因为抢不到食物饿死（缺乏 FSH 刺激而闭锁）。我们的 L 过五关斩六将，身体倍儿棒，从千余个卵泡中脱颖而出，成功升到荣耀 8 级，获得荣誉称号：成熟卵泡（>18mm）。从第 5 级到第 8 级，每级之间相隔 5 天，共经历了 15 天。

这里插播一个 L 战无不胜的秘密：在这批卵泡的生长过程中，每个都在不停地制造雌激素。所谓勤劳的孩子惹人爱，卵泡制造的雌激素越多，对食物（FSH）的消化吸收功能（敏感性）就越好，吃得不多也能长大个儿。L 就是其中体质最好、干活儿最勤快的一个，得到的食物也最多，而且吸收还好，当然长得最大。

最后是排卵。当卵泡们分泌的雌激素够多时（>200pg/ml），老板们开心地给发了更多的食物——卵泡刺激素（FSH）和黄体生成素（LH），鼓励大家干活儿，形成了正反馈。这么你来我往，雌激素、FSH、LH 的水平相继达到高峰，LH 的峰值引发排卵，卵子从卵泡中破壁而出："你好，世界！"

（二）你不是一个卵在战斗

就算是强大的 L，没人给发口粮还是会被饿死。这口粮是谁给批的，又是谁给发的呢？有请幕后老板：老大下丘脑、老二垂体、老三卵巢，它们共同组成的下丘脑—垂体—卵巢轴（HPOA）是姑娘们内分泌的核心。

咱们从官儿小的说起。老三卵巢是一种性腺，负责存卵、养卵、排卵（生殖功能）和制造雌、孕、雄等激素（内分泌功能）。老二垂体在脑袋里，负责分泌促性腺激素（包括卵泡刺激素和黄体生成素），“促”的对象是卵巢，作用呢，大家在卵泡生长过程中都已经见识过了。此外，垂体还分泌催乳素（**PRL**）。老大下丘脑也在脑袋里，分泌的是促性腺激素释放激素，用来命令垂体释放 **FSH** 和 **LH**。晕咯？那就再读一遍，然后接着往下看。

正常情况下，它们仨的合作是很愉快的。

下丘脑是启动中心、总命令的来源，会根据下属的反馈调整命令；垂体因为离下丘脑很近，传话快，称为“短反馈”；卵巢距离垂体和下丘脑都很远，称为“长反馈”。垂体受下丘脑之命，给卵巢发放口粮。**FSH** 是卵泡长大最需要的东西啦：可以叫醒睡眠状态的小卵泡；可以直接刺激小卵泡生长发育；可以激活卵泡里的一种酶（芳香化酶），从而让它拥有制造雌激素的能力；可以筛选优势卵泡，把竞争力差、抢不到足够 **FSH** 的卵泡淘汰掉。另外，垂体还给卵巢发 **LH**，可以助成熟的卵泡一臂之力，把卵子排出来；排卵后 **LH** 可以把卵子留在卵巢中的窝（卵泡壁、卵泡膜）和小伙伴们（颗粒细胞、卵泡膜细胞）改造成黄体，并维持黄体的功能，使其制造和分泌大量的孕激素和一定量的雌激素，用来给受精卵铺床。

卵巢听话可人，甚是乖巧。在卵泡成长的前期，造出的雌激素没那么多（<200pg/ml），卵泡们的胃口也没那么大，卵巢会向老大、老二汇报："节省开支为重，给发一点儿 FSH 就够啦！"（负反馈）后来，当卵泡筛选得差不多了，出现了既能干又能吃的优势卵泡，制造的雌激素超多（≥ 200pg/ml），领导们高兴极了，开始发放大量的 FSH 和 LH（正反馈），达到高峰时，就帮助卵子排出来了。排卵后，领导们为了保护可能已经受精的卵子，只给卵巢发一丢丢口粮，从而限制仓库里的小卵泡们的发育，不然万一怀孕了那边还在排卵，岂不乱了套啦！

二、你若畅通无阻，我必如期而至

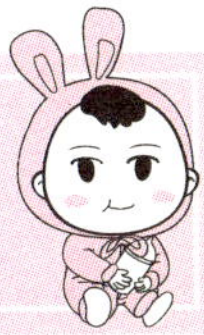

（一）相会鹊桥输卵管

姑娘们请坐好，优雅地展开双臂。深呼吸，想象你的身体是一个子宫。很好，现在你的双臂就是输卵管，从胳肢窝到手，分别是输卵管的间质部、峡部、壶腹部和伞端。伞端和手长得非常像，也有手指（指状突起）。在两只手的下方不远处，想象自己在用意念一边控制着一个球，对啦，球就是卵巢（在体内当然是由韧带固定的）。

卵子从卵巢破壁而出后来到腹腔，一片漆黑。“不认道儿怎么办！”正想着，就感受到了一只温暖的手，这便是输卵管伞了。这位国际伞，是被卵子出来嘚瑟时的一句“你好，世界”召唤来的，它能顺利“拾卵”，依靠的是末端许多指状的突起，还有输卵管肌肉的收缩。这项技能远比你想象的强大——国际上有种新的保护女性生殖力的方法，是取出部分卵巢组织冻存，再在合适的时间将组织复苏后移回体内，移植的部位常常不在原来卵巢的位置，而是腹膜后。但你知道吗，这种情况下排卵后也可以怀孕！尽职尽责的伞端爪子会找到卵子并抓住它，不愧是国际伞！

再说输卵管的横切面，从外到里分为三层：最外面是一层膜（浆膜层），中间是平滑肌（肌层），最里面主要是一层纤毛（黏膜层）。卵子由伞端进入输卵管后，输卵管的肌层开始有节奏地收缩，纤毛也开始向子宫腔的方向摆动。卵子就这么被连挤带扫地向前滚，滚到输卵管壶腹部就赖着不动了，人家要停在这里，等蝌蚪哥来。呀，有一个过五关斩六将的蝌蚪哥游过来了！两个家伙幸福地结合成受精卵后，继续在肌层与纤毛的帮助下快乐地向前滚，到子宫里生根发芽。

（二）此路不通，请绕行

可是，鹊桥可能会遭遇非法施工变得不通畅，这类问题占不育病因的30%~40%。

非法施工一：盆腔感染。包工头儿主要是沙眼衣原体和淋病奈瑟菌。在小两口儿恩爱或人工流产术后，病原体容易趁机一路上行，经过子宫来到输卵管，乱搭乱建、肆意破坏，还和前来的机体保卫兵（白细胞、吞噬细胞等）打架以妨碍公务，一系列炎症反应会导致纤毛受损、组织粘连甚至输卵管阻塞。

非法施工二：子宫内膜异位症。包工头儿是异位到输卵管的子宫内膜组织。子宫内膜组织与生俱来的本领，就是只要没怀孕就脱落出血，十分自觉，从不管自己是不是在子宫内。偶然情况下，如果有内膜组织离开了子宫，迷迷瞪瞪地走到了输卵管，非得在那儿安营扎寨（增殖），还恪尽职守地定期脱落出血，那形成的血块儿、引起的炎症反应，会造成和输卵管炎相似的后果。

此外，还有其他发生率比较低的非法施工，比如在输卵管里安了个良性小息肉、长了个小结节，或者是黑了输卵管的控制系统引起输卵管痉挛，也都可能使输卵管不通畅甚至阻塞。

估计有姑娘已经被吓到了：我怎么知道有没有非法施工队呢？教你几招儿。

第一招，注意自己的身体，及时就医。

先说点儿能预防的，以上几种最常见也最应该提防的是感染，小两口儿生活中注意卫生，没有生育意愿时要做好避孕措施，人流很容易引起感染的。再说感染了会有什么表现。如果有一天突然发烧了，白带不正常了，小肚子按着疼了，需要及时去看医生，确诊后立马用药，可以及时赶跑施工队，修整它们带来的破坏。

第二招，输卵管通畅检查。

“前方施工，请绕行。”“这话欺负没见过世面的卵还可以，敢跟本宫这么横？来水，哗！”这霸道劲儿，也就是输卵管通液术了。液体通过子宫被灌到输卵管，通者自通，流过一点儿不费劲；若是卡壳儿，那便是有障碍物，加点儿压，冲啊！于是先前不那么顽固的路障被冲开，输卵管获得了一时的通畅。由此看来，输卵管通液术既有诊断也有治疗作用，但我说“一时”是实话，因为这个方法是一次性的，水过之后病原体卷土重来，该搭建搭建，该破坏破坏；更闹心的是，这一通把纤毛给冲得晕头转向、遍体鳞伤，就算是道儿通了，卵子也不动了，所以输卵管通液术慢慢儿被打入了冷宫。

还有一种诊断更精准但没有治疗作用的检查，是输卵管造影。事先在子宫、输卵管甚至盆腔的每个角落安上可吸收的 LED 灯（造影剂），再一按开关（X 射线下摄片），所有情况一览无余：输卵管是否通畅、阻塞的部位及严重程度、各器官形态、有没有肌瘤和息肉，等等。都知己知彼了，还不好对付？而且现在造影剂开发得越来越高级啦，之前都是造影 3 个月后才能造人，新型的据说只要一个月就安全无忧。

（三）输卵管不可承受的生命之重

有时候，受精卵没有滚到子宫里，而是在输卵管中安家落户，那可就麻烦了。受精卵在子宫腔体以外的地方着床，称为异位妊娠（宫外孕），其中输卵管妊娠最常见（90%以上）。但也不乏走到一些奇特的地方，宫颈啊、卵巢啦，甚至腹腔其他器官，比如脾脏。对，就是不久前震惊了我们的那个摸黑跑到脾脏的受精卵。

1. 蒙圈的受精卵

输卵管妊娠的主要原因是这通道出了问题。输卵管炎会导致管腔变窄、纤毛受损；输卵管周围炎虽然是周围组织粘连，但连带着把输卵管整得拧巴扭曲，活动不正常；结节性输卵管炎是输卵管的肌壁发生了结节性增生，往里长，自造路障；还有输卵管过长、纤毛受损缺乏、不听激素调节，甚至是精神因素。以上这些路障，都可能影响受精卵的滚动，可一旦受精，生长程序就启动了，真到了时不我待的时候，不扎根儿都不行。

还有就是受精卵暴走。卵子在一边输卵管碰到蝌蚪哥后，俩家伙结合，谁知道还要度个蜜月，一路向北，到家都没拐弯儿（进入宫腔），直奔对面输卵管去了，结果耽误了时间，只能在那边输卵管着床，坑了娘。

2. 承受不起的输卵管

扎根在异国他乡的日子不好过啊。输卵管条件拮据，只能凑合给铺个床，因为管腔狭小，营养也供不上，受精卵往往在早期就夭折。不过也有生命力顽强的，条件艰苦也能生长。后果的严重性和着床的位置有一定关系。

输卵管壶腹部是卵妹与蝌蚪哥结合的地方，相对来说还算宽敞。受精卵在这儿长成一个囊胚后，一般在 8~12 周会发生脱落流产（对呀，输卵管里的也叫流产）。有时可以完全脱落，从伞端排出到腹腔（完全流产）；但有时脱落不完全，部分组织还残留在输卵管壁，这些细胞自认为在厚厚的床上呢，非要继续钻被窝（其实是一种侵蚀啊），导致输卵管反复出血。

要是受精卵扎根在了峡部这种既狭窄血供又相对多的地方啊，可就危险了。囊胚长到 6 周就可能穿透输卵管壁，妊娠破裂，情况比上面说的输卵管流产要凶险得多，短期内就有可能出现腹腔内大出血。这些血大部分流向腹腔，只有少部分从阴道流出，所以不太容易被察觉。

3. 早知道是宫外孕……

宫外孕对于姑娘们来说简直是噩梦般的存在。怎么才能早知道？典型的宫外孕症状是：姨妈不来，阴道流血，肚子疼。但这教科书上的话不一定适用于所有人，大致情况会是以下这样：

姨妈推迟 1 周不来，一定，一定要验孕啊。一般壶腹部或峡部妊娠会有 6~8 周的姨妈旷工期。但还有 25% 的宫外孕没有明显停经史，可能只是貌似姨妈晚来了几天的不规则出血。所以若出现了不规则流血，伴或不伴腹痛的育龄期姑娘，即使没有停经史，也不能排除宫外孕。

如果怀孕，无论是宫内、宫外，尿 HCG（人绒毛膜促性腺激素）都可测出阳性。接下来连续监测血中 HCG 值，可以让宫外孕露馅儿。正常的宫内早期怀孕，HCG 应该 1 天半就翻 1 倍；宫外孕可没有这么好的结果，由于着床的地方血供不良，HCG 值要比正常值低，而且上升也不努力，3~8 天才翻 1 倍。当你发现 HCG 翻倍异常，又勉强达到了阈值（1500~1800IU/L），做个阴道 B 超吧，这次百分之百能抓个现行，如果宫内未发现妊娠的话。

以上可能太过专业，但姑娘们需要做的，是提高警惕，对自己负责，如果姨妈异常且有可能怀孕，要及时找医生，把这些专业的东西交给他们来做就好。

三、姨妈，求您别再掀我被褥了

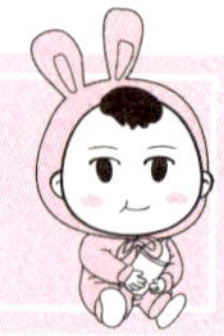

（一）被褥是怎样铺成的

我还是卵 L，今天来跟你们嘚瑟一下我的床（子宫内膜）。我的床分为两部分：下面的床架子（基底层）和上面的被褥（功能层）。床架子是固定的，紧贴着房间地面（子宫肌层）；被褥每个月都会换，当然，前提是我没遇见蝌蚪哥（受精），没钻进被窝（着床），且大姨妈尽职尽责。

一个周期按 28 天来算。

自打姨妈走后，到第 14 天之前，都是往床上摞被褥的日子（增殖期）。这个时期，我等一大批卵泡正在卵巢里拼命地生长发育，还不忘辛劳地制造着雌激素，个儿长得越大，雌激素就分泌得越多。这些雌激素被分发到各个地方，皮肤、骨骼、心血管、大脑等，参与机体的正常运行。此外还有个重要

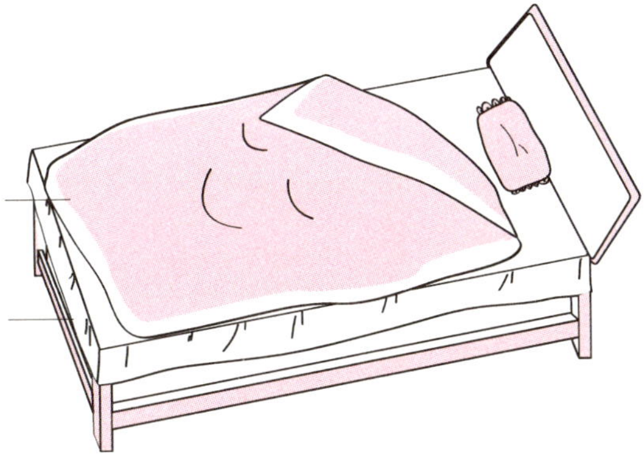

的作用，就是被派到子宫里，帮忙摞床上用品（表面上皮、腺体、腺上皮、间质以及血管的增殖），一样都不能落下。

第 14 天，我从卵巢里排出来啦，被输卵管伞接住后，运送到了输卵管里滚啊滚。我留在卵巢中的窝（卵泡壁、卵泡膜）和小伙伴们（颗粒细胞、卵泡膜细胞）变身成黄体，开始制造大量的孕激素和少量雌激素。孕激素赶来子宫，加工和改造雌激素先前干的活儿，使增殖期内膜转变为分泌期。辛苦了十几天最终铺好的床是这样的：最底下 1/4 是我没有变化的床架子（基底层）；中间 1/2 是床垫（海绵层），由究极水肿的间质、究极螺旋化的动脉以及分泌到耗竭究极扩张的腺体组成；最上面 1/4 是被子（致密层），由水肿肥大的间质细胞按强迫症的要求整齐排列而成。这样的床躺下去，想必是极好哒！

怎样的床铺是合格的呢？首先，厚度要足够，让受精卵不嫌弃的内膜一般至少要达到 8mm。其次，被褥层次要分明，床铺整齐，受精卵自然也愿意躺下。好的内膜形态应该是“三线型”，如果非要分个等级出来，A 型最好，B 型次之，C 型就差强人意了。

可是，如果蝌蚪哥没来（受精失败），或者交通堵塞（输卵管问题），或者床铺不合格（内膜问题）……姨妈就会来了。在规定的时间内没有成功受孕，娘家（卵巢）默默支持我的黄体只得萎缩，雌、孕激素失去了制造源而迅速减少；没有了激素的支持，子宫内膜发生萎陷，螺旋动脉开始规律地收缩、舒张，且间隔时间越来越长，导致内膜的功能层缺血、发白、坏死。姨妈赶来，一把掀掉被褥，唉，只能下个月再铺了。

（二）姨妈，您休假去吧

还是要从卵妹妹 L 和蝌蚪哥 J 的结合说起。

参与此次竞争的，有 4 亿个蝌蚪，J 是其中之一。蝌蚪们都是“原装进口”，脑袋上套着一层保鲜膜（糖蛋白），所以进来的第一步就是要把外包装拆了，这个由淀粉酶来完成。蝌蚪们拆掉包装才有了和卵子结合的能力，称为“精子获能”，主要发生在子宫腔和输卵管，耗时 7 个小时左右。就在蝌蚪大军游向输卵管的途中，99.99% 的蝌蚪阵亡，能来到 L 面前的寥寥无几。J 抓住了机会，奋力向前冲，脑袋终于第一个触到了 L。接着它释放出顶体酶，溶解了 L 的盔甲（放射冠和透明带，称为“顶体反应”），从此，你只是我的软肋。神奇的事情发生了，在与 J 两情相悦后，L 即刻切换了外围保护带（透明带）模式，改变结构阻止其他蝌蚪进入，这种“我的心里只能容你一个”的过程叫作“透明带反应”。接下来，J 献出了它祖传的染色体，与 L 的相互融合，你中有我、我中有你，让我们取名受精卵 LJ。

LJ 形成 30 个小时后，伴随着输卵管肌层有节奏的收缩、纤毛向子宫腔方向的摆动，LJ 被连挤带扫地向前滚，滚动过程中还不忘有丝分裂。LJ 形成的第 72 个小时，虽然体积没有变化，却已分裂成了 16 个细胞的实心细胞团，叫作“桑葚胚”，随后形成早期胚泡。

LJ 在形成的第 4 天，终于挪到了宫腔；第 6~7 天，外围保护层透明带消失，LJ 准备着床啦。

着床需要三个步骤：找个地儿（定位）、坐下（黏附）、进被窝（穿透）。定位一般都瞅准子宫后壁上部。LJ 找准地儿后坐下，身上的滋养细胞开始分化成两层，外层是合体滋养细胞层（意思是要和床合为一体），内层是细胞滋养细胞层（就是自个儿管自个儿层）。下一步是 LJ 进被窝，坐在床上的那层要和床合为一体的细胞（合体滋养细胞）开始分泌蛋白溶解酶，溶解子宫内膜细胞、间质及血管，把自个儿埋进子宫内膜中，并被完全覆盖，着床成功。

这也意味着，姨妈您老可以休假啦！

（三）姨妈也有好多变异形态

姨妈呢，有好多变异形态。咱们来揭开它们神秘的面纱。

有一群懒惰的姨妈，35 天以上才来一次（称月经周期延长），其中有一个，正好每 3 个月来一次。咦，正好是一季，感觉萌萌哒！就给它起名叫“季经”吧！所以，季经只是月经周期延长的众多可能性中的一种。季经的名字，当初是由一家聪明的避孕药研发公司给起的，称服用后大姨妈可以按季来，深得姑娘们芳心，原理明明就是把常规的 21 片做成 84 片嘛（具体雌、孕激素选择可能有变）。

让我们换个角度，再来了解一下亲爱的姨妈。

1. 姨妈住哪儿

卵泡储存在卵巢中（而不是子宫壁哦）。正常情况下，每个月会有一批小卵泡发育，但只有一个质量上乘、生命力旺盛的卵泡（优势卵泡）越长越大，其他小个儿的自动萎缩掉。

这个大个儿卵泡成熟后（18mm 以上，不是卵细胞啊），会突破卵巢（排卵痛的原因）排到腹腔，被输卵管的爪子（输卵管伞）抓住运到输卵管里。这个卵滚啊滚，滚到约定的地方（壶腹部）就躺下等精子来。如果有个蝌蚪过五关斩六将地游过来，俩家伙就幸福地结合成受精卵，继续快乐地向前滚，到子宫内生根发芽。如果没有蝌蚪来，卵妹妹就只能等到人老珠黄，悲伤而逝，而姨妈就会闻讯赶来，把给受精卵铺的被褥掀掉（子宫内膜），下个月再铺。

2. 姨妈是谁指使来的

老大是下丘脑，老二是垂体，老三是卵巢，姨妈是听话的跟班儿。以 28 天的月经周期为例：

1~4 天：姨妈主场。

5~14 天：一批卵泡被召唤出来啦。这批卵泡在欢乐的成长过程中，不停地分泌雌激素，使子宫内膜增厚。够多的雌激素（>200pg/ml）把俩老板逗乐了，就给发了更多的 FSH、LH 鼓励卵泡工作（正反馈）。这么你来我往，雌激素和 FSH、LH 相继达到高峰，LH 的峰值引起排卵。

15~28 天：排卵只是卵细胞孤身远行，它留下的房子（卵泡膜和卵泡壁）与小伙伴们（卵泡颗粒细胞、卵泡内膜细胞）共同形成黄体。黄体分泌雌激素和孕激素，孕激素可以使子宫内膜由增殖期转为分泌期，变得更厚、更松软、更有营养。如果卵妹妹没有等到蝌蚪哥，黄体就不干了，雌、孕激素也不造了，雌、孕激素水平的下降引起子宫内膜脱落，大姨妈到来。

3. 姨妈偷懒正常吗？

由上可知，姨妈是由体内性激素的变化决定的。

月经正常不一定就会排卵，但几个月没来，很大可能是排卵异常（子宫切除术、子宫内膜去除术后，这些床都拆了，还铺什么被褥）。性激素是波动的，1个月天天查天天不一样，需要对应所在时期判断有无异常。比如，月经5天内查的是基础水平（卵巢储备情况），排卵前查可判断卵泡质量，周期21~23天判断是否排卵，并查黄体功能。对于月经周期延长，甚至是季经，排卵期飘忽不定、捉摸不透的，怎么计划妊娠？这个要视具体情况而定。

（四）贵姨妈近来可好

1. 正常姨妈长这样儿

正常的姨妈，周期应该为21~35天，经期持续2~7天，平均失血量20~60ml（据中华医学会最新指南分析）。我听到你们在问失血量怎么算。是这样的：实验室：测碱性正铁血红素；日常：根据经验，1片中号姨妈巾完完全全湿透约为10ml。欲穷尽真理的妹子，可以瞅下面的“月经失血表”来评分计算。

每张卫生巾的血染程度分为：轻度，血染面积≤整个卫生巾面积的 1/3；中度，血染面积占整个卫生巾面积的 1/3~3/5；重度，血染面积基本为整个卫生巾。评分分别为 1 分、5 分、20 分，遗失的血块大小，<1 元硬币为小血块，计 1 分；≥ 1 元硬币为大血块，计 5 分；遗失血量无法用血块表示，则估计其为记录量的几分之几进行记录。将每片卫生巾的评分、数量及天数填于月经失血表中。评分≤ 100 分，

月经失血表

PADS	DAY							
	1	2	3	4	5	6	7	8
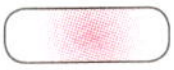								

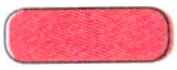								
TAMPONS	DAY							
	1	2	3	4	5	6	7	8
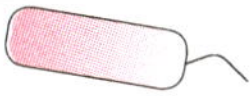								
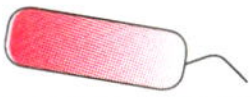								
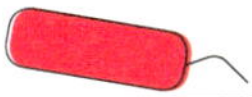								

失血量≥80ml。[①]

所以，先别急着冤枉姨妈。在标准之内的均为正常，偶尔有一次失常也不要惊慌。哎，谁还没个掉链子的时候！再给它次机会观察一下，如果恢复，好了，不用收拾；如果乱七八糟一直任性下去，就该管教啦。

2. 姨妈不听话的原因

在姑娘们这样的花儿年纪，若平时身体健康（体检没发现大问题），月经异常大多是功能失调。什么意思呢？就是生殖内分泌轴功能紊乱。什么意思呢？我才不讲第三遍！去翻前文复习哦，亲。对，就是老大下丘脑+老二垂体+老三卵巢+跟班姨妈的合作出现了不和谐。

此类姨妈异常按原因分为无排卵型和有排卵型。两者的区别在于：无排卵型失去正常月经周期，有排卵型存在正常月经周期。插句话，如果姨妈推迟1周没来，一定要验孕啊，侥幸心理不可取。

3. 判断有没有排卵很重要

判断有无排卵很！重！要！因为和治疗方案的选择息息相关啊，因为姑娘们见姨妈一不正常就担心自己的生育问题

---

① Jenny M. Higham etc. Assessment of menstrual blood loss using a pictorial chart. BJOG，Vol.97[8]，734–739，1990.

啊。判断方法有：

抽血：在周期第 21~23 天（来月经算第 1 天）查性激素。好吧，知道你们受不了医院的人山人海，而且还怕疼，这个方法不强求，看下一个。

排卵试纸检测：排卵试纸用来检测尿中 LH 的含量，一般从周期第 10 天开始测，连着几天按照试纸的说明书正确使用，当试纸出现强阳时同房。

基础体温测定：最简单不受罪的方法。每天早晨睁开眼就测体温，不要动、不要上厕所、不要喝水，才是基础体温。把数值记录下来，坚持测一个周期，最后会得到一个体温曲线图。正常情况下，排卵后体温会明显上升，持续 10~14 天，然后下降，称为“双相体温”。有排卵姨妈却不正常的姑娘，数数你的高温天数。如果太长，说明黄体萎缩不全，引起子宫内膜脱落，磨磨叽叽的，1 个月没几天是干净的。如果高温天数太短，说明黄体功能不足，引起月经周期缩短，可能经量稍微增多。如果是排卵期出血，可能与激素的波动有关。不排卵，体温没有大起大落，称为“单相体温”，多见于青春期、更年期、多囊卵巢综合征等，生殖内分泌轴不给力。但也不要担心什么生育问题好吗？！不排卵又不是没有卵！它只是需要召唤，乖乖治疗就好哦。

4. 姨妈异常怎么办

我想说，关于治疗就别瞎操心啦，留给医生吧！但身体是自己的，这些是你们需要做的：

饮食。对于自个儿的饮食结构不要太自信哦，在现在常用的营养测定中，及格率连 1/3 都不到。原料不够或不对，身体怎能好好运转呢？还有，减肥要科学，别太过，体重短时间内下降过多可能引起月经紊乱甚至闭经。

运动。还有不健身的或者不锻炼身体的吗？举手我看看。

熬夜。不要经常熬夜啊！体内很多激素都是有昼夜起伏的，你不睡，人家还想睡呢。

心态。不要太紧张啦，尤其是担心以后生宝宝问题的姑娘，这和精神因素非常有关系。我们观察到一个现象，就是一遇长假、过年，我科的怀孕率就会飙升。因为要放假了啊，“平时治疗好辛苦，上班好辛苦，不行，我放弃了，我要好好休息一下”。

（五）经量越来越少，是我越来越老？

长久以来，有一个思想根深蒂固，使我们搞妇科的百思不得其解，那就是：来月经啊，量越多越好！以至于门诊常有出血出到站立不得、面色苍黄才来就诊的患者，还如英雄般能挤出微笑，看得人心疼。

1. 出血多就年轻吗？经量少就衰老啦？

符合诊断标准我就承认这句话，哼哼。来看 2015 年最新《异常子宫出血诊疗指南》(*Guideline on Diagnosis and Treatment of Abnormal Uterine Bleeding*)(注：异常子宫出血指月经周期、经期、经量任何方面存在问题的子宫出血)。

正常子宫出血（月经）与 AUB 术语的范围

月经的临床评价指标	术语	范围
周期频率	月经频发	<21 天
	月经稀发	>35 天
周期规律性	规律月经	<7 天
	不规律月经	≥ 7 天
	闭经	≥ 6 个月无月经
经期长度	经期延长	>7 天
	经期过短	<3 天
经期出血量	月经量过多	>80 毫升
	月经量过少	<5 毫升

你看你看，整个经期总月经量少于 5ml 才算月经过少！什么概念呢？就是几天的经血加起来湿不了半片姨妈巾……谁不够？举手。没有举手的，你们的经量是正常哒，不要疑神疑鬼。再有，据指南分析每次月经平均失血量为 20~60ml，也就

是整个经期满满用透 2~6 片中号姨妈巾。如果要求加长夜用还得侧漏，姨妈会累倒的好吗！

2. 经量的多少跟什么有关呢？

咱得说说异常子宫出血的原因。让我来装个腔，老师们忽略，学医的学生们跟我一起读，小姑娘们自动跳过。“PALM-COEIN”，这个帅气如爆米花的词，来自这些术语的英文字母：子宫内膜息肉、子宫腺肌症、子宫肌瘤、子宫内膜不典型增生、全身凝血疾病、排卵障碍、子宫内膜局部异常、医源性子宫异常出血、未分类的子宫异常出血（polyp，adenomyosis，leiomyoma，malignancy and hyperplasia，coagulopathy，ovulatory dysfunction，endometrial，iatrogenic，not yet classified）。

不知道你们发现了没，大多数引起异常子宫出血的都是月经多，查文献有关经量少的也是寥寥无几。回归严肃脸认真地说，给姨妈判刑的重点，首先看能否规律地来（周期，关乎排卵大业），然后是几天能走（经期），最后是量如何（经量，而且医生会直接问用多少姨妈巾，而不是你觉得自己经量怎么样哦）。

再有，不只是内膜厚才经量多，如果内膜过薄导致血管裸露，也会引起大量出血。

3. 经量变少到底是不是衰老了?

子宫内膜的增厚依靠雌激素，所以经量如果多，说明我雌激素多呀！雌激素多的女人娇嫩如花呀！但别忽略了，月经的产生还有孕激素的参与。排卵后，卵子丢在卵巢中的房子形成黄体，开始制造孕激素和雌激素，孕激素把子宫内膜从傻愣增生模式切换为温柔松软模式，要是没有怀孕，雌、孕激素水平骤降，内膜萎陷脱落，血管痉挛收缩，姨妈就来了。你看，中间还有这么多步骤，不能说长了 1cm 内膜就非得脱下来 1cm。

话说回来，卵巢功能减退实质上是储备的卵泡库存紧张，所以不舍得排卵啊，不排卵月经可不就乱了，几个月不来甚至是闭经。但反过来不一定成立啊，几个月不来月经的姑娘别紧张。只要排卵正常的姑娘们，卵泡长大过程中造的雌激素都是够用的，不然没干够活儿、没长够个儿是不会放它们出来的。再说造出来的雌激素也不能都用到内膜上啊，身体的各个器官都需要呢，不一定哪儿分多了哪儿分少了。

那么现在有没有开心些呀?

（六）姨妈暴躁，怪我咯？

1. 冷水与痛经

大家已经知道痛经分为原发性和继发性。朋友们，如果一种疾病被称为“原发性”，绝大多数是因为“病因不明”。那冷水会不会是痛经的病因？不详，也没有查到相关的研究文献。可单凭没有循证依据就说“来吧，妹子干一个，冷水、冰激凌随便吃，肚子不会痛哒！不要？怎么这么娇气，人家欧美妹子都没事儿”，我一定会抽这人，因为我经期时也是手指碰下凉水浑身打战，喝冷水要抱肚子。

没有理论依据不代表要忽视现象。我的观点是，姑娘们请“听从”自己的身体，因为经期的反应因人而异。真有妹子喝冰水没有任何反应的就接着喝，水低于体温都觉得凉的妹子就一定要暖暖。虚弱到无力，就别运动，多加休息。我也见过妹子一痛经就到操场慢跑，有奇效。如果看到食物会恶心，就少吃多喝热水。但也有我这样的，只有捂着肚子蹲在柜子边把所有能够到的零食全部吃掉，痛经才能好转（包括禁忌中的巧克力）。

2. 原发性痛经的病因和治疗

在对病因的探索上，古代医学和现代医学完全不是一个路子，相互佐证没什么意思。不懂中医就不要多说话，但“血遇热则行，遇冷则凝”也许有一定的道理。

咳咳，还是说我知道的吧。虽然机制还在研究中，但已发现前列腺素（尤其是PGF2α）、白三烯和血管紧张素可以引起子宫平滑肌收缩、血管痉挛，造成子宫缺血，从而引起痛经，此为“子宫过度收缩引发痛经假说派”。此外，痛经还和妹子们的痛阈（对疼痛的耐受程度）、精神因素有关。

你看，现代医学的关注点截然不同，它一定是要研究分子、激素、神经、反馈轴等的，也许冷水会影响其中某一环节，但就我所知还没有相关大型研究。

如果热水、被窝、零食等都缓解不好，或者直接疼到想死，还是吃止疼药吧。推荐布洛芬和双氯芬酸（扶他林片剂），用量一定要按照说明书，每天不要超过最大剂量。因为很多姑娘痛经，并且月经量过多，有的还没有排除子宫腺肌症，所以阿司匹林不要随便吃！

3. 关于禁忌

中国女性在各种“禁忌”下活得太辛苦。搜了一下，着实吓一跳，百科里列的经期禁忌就有咖啡、巧克力、糖、酒、牛奶、冷饮、高声唱歌、性生活、捶腰、香水、植物油、尖头鞋……所以，冷饮只是其中之一。

禁忌这个词语太严重，不遵守就会死人的感觉。其中一部分是老祖宗的经验，一部分是理论推断，还有一部分，很胡扯好吗？推着推着就自相矛盾了啊！我认为，在没有科学依据的情况下，妹子们还是把这些“禁忌”理解为“建议”比较好，根据自己的身体反应选禁。

祝姑娘们和姨妈相处愉快。

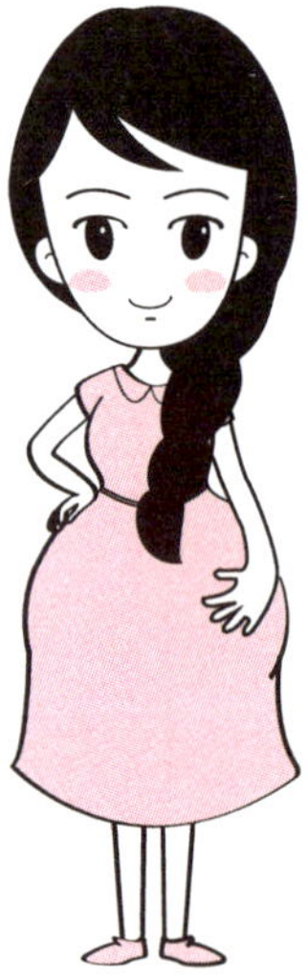

四、载人十月，轻磅回归

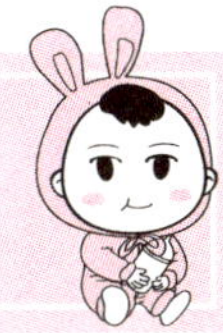

（一）姨妈休假的十来个月，发生了什么？

1. 宫内的娃儿

还记得受精卵有一层“非要和床合为一体”的合体滋养细胞吗？测怀孕的 HCG（人绒毛膜促性腺激素）就是它们合成的，当它们真的和床合为一体了（受精卵着床），你的尿和血中也就能测到 HCG 升高啦！恭喜怀孕！

怀孕的日子，从末次月经第一天算起。这是因为姨妈来得显而易见，排卵却是悄无声息，又不能要求所有人都监测排卵，所以就统一从姨妈来那天开始算啦。不要纠结，大家都一样就不会乱。

孕 2 个月，圆滚滚的受精卵已经有点儿模样、初具人形了，心脏也已形成，做 B 超可以看到胎心，你悬着的心可以落地了。3个月，它的长度大概和你的食指一样（约9cm），胳膊、腿儿可以活动了，偶尔也会尿尿。4个月，它的身子长到和你的手差不多长（约16cm），哦不，这时候可以改口，称呼“他”或是“她”了。5个月，已长如你的前臂不加手（约25cm），脑袋上顶着几根毛儿，开始熟练地吞咽、排尿（对这个耿耿于怀了对不对？这尿是完全无菌无公害的啦，再说胎盘会把代谢物送给母体排出去的）；娘亲在外面，可以听到有力的胎心音了。5个月往后，胎儿会老实地每个月长5cm左右，足10个月时就有整个胳膊长了（约50cm）。这期间，出现了眉毛，睁开了眼睛，长出了眼睫毛，男宝宝的睾丸下降到阴囊内各就各位，各个器官都发育成熟。掐指一算今儿天气不错，宜出生。

2. 载人的娘亲

为了适应肚子里承载的小人儿，身为娘亲，可是会发生巨大的变化的！

足月的子宫容量会增大到非孕时的1000倍，形状也发生了从鸡蛋（7cm×4cm×3cm）到篮球（35cm×25cm×22cm）的变化。子宫壁非但没有因为子宫体积的增大而被撑薄，反而因肌细胞肥大、肌蛋白充盈而增厚了1倍，收缩力也无比强大，就像是人类班纳切换到了绿巨人模式。宫颈分泌了好多黏液形成黏液栓，可以保护宫腔在孕期免受外界的感染；阴道的

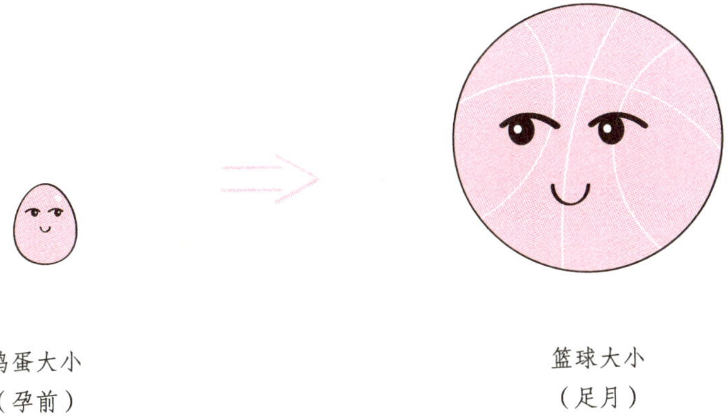

pH 降低，可抵制病菌的生长。

卵巢里的卵泡们在怀孕期间跟着姨妈一起度假去了，发育和排卵都会停止。自打受精卵形成，怀孕的消息在体内便传开啦，黄体知道后心甘情愿地加班儿，坚持制造雌、孕激素来维持妊娠，直到 10 周左右才把工作交给胎盘。

娘亲的生命之泵也必须变得更加强大。心排出量（每分钟一侧心室排出的血量）较未孕时增加了 30%，这对心脏来说可是个不小的负担。为了供给胎儿，整个身体里的血容量也增加了 40%~45%，足足多了约 1450ml。

体重毫无疑问会增长不少。孕 3 个月之前体重不会有明显变化，3 个月之后才逐渐增加，到了孕晚期平均每周增重不应超过 1 斤，足月时体重差不多增长 25 斤。咳咳，现在越来越多的孕妈可不止长这么点儿啊。

（二）生完娃后，身体内发生了什么

娃出生以后，从胎盘娩出到全身器官（除了在哺乳的乳房）恢复到孕前状态这段时间，叫作产褥期。这叫法很让人不爽，好像要一直在褥子上待着似的，然而并不是这样。

1. 子宫从殿堂变回厢房

子宫的变化最大，需要 6 周的时间恢复到未孕时的大小，称为子宫复旧。

子宫的肌纤维从强大有力的绿巨人模式退回到正常的模式。在这两个模式的切换过程中，肌细胞的数目并没有变化，而是细胞质中蛋白质被分解、排出，把肌细胞的体积变小啦。娃出来 1 周后，子宫就缩回到怀孕 3 个月时的大小；10 天左右，子宫就已打道回府降到盆腔里，腹部检查摸不到宫底了；满了 6 周，子宫可以完全恢复到孕前状态。

子宫内膜也进入再生修缮模式。把娃娃送出去后，富丽堂皇的宫殿墙壁也不需要啦，得拆掉重新装修；胎盘剥离的部位面积也不小，需要添砖加瓦。这样一来，表层变性坏死，脱落排出（产后恶露的一部分），内层的基底层重新再生出新的

子宫内膜，覆盖了暖暖的新家。整个修缮工程需要 6 周。

为了分娩时让娃顺利出去，宫殿的通道大门（宫颈与阴道）都开到了最大。娃走后，宫颈口需要 4 周，从袖口那么大回缩关闭只留一个缝儿；阴道也会慢慢恢复肌张力，腔道逐渐缩小。

2. 上厕所，出汗，上厕所，出汗

娃儿啊，之前你在娘亲肚子里时，为了供你吃喝、供你长个儿，娘亲的血容量多了 40%~45%，现在你独立出去了，这多出来的血液、体液、组织液（15%~25%），让娘亲怎么办？

方法一，排尿。潴留的大量液体进入体循环后需要经过肾脏排出，高效又快捷，所以生完娃一周内，产妇的尿量颇多，上厕所超频繁。

方法二，排汗。单靠肾脏是不够的，出汗也是一个利器，再加上生完孩子代谢旺盛产热多，那汗啊，必然哗哗地流。什么？坐月子不能开窗不能开空调，不能露皮肤、脑袋，还要缠上布捂汗？捂啥啊捂！不好意思失态了，但实在气急不能忍。产褥期中暑这个并发症也就在中国有，每年因为硬生生被捂中暑不治身亡的产妇数不胜数，竟然能排到死亡率前几位，亏不亏？

3. 终于物尽其用的乳房

乳房分为脂肪和乳腺。脂肪就是脂肪，跟别地儿的没太大区别，所以可以把自体脂肪转移过来；主要发生变化的是乳腺。以乳头为起点，乳腺向内放射状地分成15~20个分支（腺叶）。分支的主干是输乳管，每个分支上有很多叶子（腺小叶），叶子由叶脉（小乳管）和水泡（腺泡）组成，是乳腺的基本单位。以上是背景介绍。

为了让娃出生后能吃上饭，乳房从怀孕时就开始准备啦。怀孕期间，早期由黄体、之后由胎盘分泌超大量的雌、孕激素，不但维持着胚胎的生长，还作用于乳房。雌激素能促进分支的主干发育（输乳管），孕激素能刺激分支的叶子发育（乳腺小叶、腺泡），两者协同合作融洽；但怀孕后还有一位主力合伙人：催乳素。不负其名，催乳素就是催着乳房泌乳的激素，它由老二垂体分泌，在怀孕足月时会升高到平常的10倍，可以促进乳腺的发育，也为产后泌乳做准备。

随着娃出来、胎盘剥离，产妇血中的雌、孕激素急剧减少，合伙人中催乳素占了主要地位，乳汁开始分泌。过程是这样的：娃每次吸吮乳头时，会有感觉信号传给老大下丘脑，下丘脑命令老二垂体分泌催乳素，促使乳汁分泌；吸吮乳头，还可以反射性地让垂体分泌缩宫素（对，让子宫收缩的就是它），使乳腺腺泡（存着母乳的粮仓）周围的肌上皮收缩，这一收缩乳汁就从腺泡、小乳管一路进到输乳管，由乳头喷射而出，这个过程叫喷乳反射。发现了吗？你家娃才是乳汁分泌的总司令。

产后7天内的乳汁称为初乳。说初乳不干净应该扔掉的给我站出来！哼，苦心为娃量身准备的第一餐竟然被错怪不能忍。初乳里面含有丰富的β胡萝卜素，所以颜色呈淡黄；蛋白质和矿物质的含量也比往后的乳汁多，且脂肪和乳糖的含量少，极易消化；关键是里面还有好多抗体能帮助娃抵抗新生儿疾病啊！要是被白白浪费，你们，你们，哎，对得起嗷嗷待哺的娃吗？

4. 姨妈，醒醒该上岗了

产后雌、孕激素水平急剧下降，1个星期就会回到未孕水平。而催乳素就跟哺乳有关了。哺乳的母亲催乳素虽然有所下降，但还是要高于未孕水平，而且会在喂娃吃饭的时候嗖地升高；不哺乳的娘亲，催乳素在产后2个星期就会降到未孕水平。

那姨妈什么时候回来上班呢？这也和哺乳有关。前面说过，催乳素（PRL）是由老二垂体分泌的，垂体还会分泌卵泡刺激素（FSH）和黄体生成素（LH），这还记得不？高水平的PRL可以反馈性抑制老大下丘脑分泌“促性腺激素释放激素（GnRH）”（就是抑制FSH和LH这俩“促性腺激素”

释放的激素），这么一抑制，**FSH** 和 **LH** 分泌量减少，老三卵巢里的卵泡就没法发育长大，没有排卵，姨妈上不了班。所以在哺乳的娘亲们，有的整个哺乳期姨妈都不会来，但平均的恢复排卵期是产后 4~6 个月。如果不哺乳，随着各种激素水平的下降，6~10 周就能把姨妈召唤回来上岗，排卵也会恢复。

这里叮嘱一句，哺乳可不是百分之百可靠的避孕方法，在姨妈来之前是有排卵的，又不知道什么时候会排，所以一定做好避孕措施。

（三）感恩十月，重磅回归，轻几磅可好？

虽然叫产褥期，但产后应该尽快脱离褥子，下地走动。顺产的娘亲们生完娃半天就可以下床慢慢挪动啦，剖宫产的可以等到第二天。娘娘可能要问，虽然本宫心情愉快，可身体还乏着，既然有人伺候，何必起来笨墩墩地挪步？这就傲娇不懂事儿了吧。躺在床上，肌肉是松的，精神是萎靡的，连血液循环都是懒的，这样不好。早些下床可以促进宫内积血的排出，减少各种感染的发生；可以促进组织代谢，加快全身血液循环，防止血栓的形成；还有啊，可以让腹壁肌肉更早地回归紧致状态。想苗条，早下床！

话说回来，早下床可不是让你起来活蹦乱跳深蹲举哑铃，产后运动，太着急也不行。你想啊，娃在肚子里的时候把子宫从鸡蛋撑成了篮球那么大，有没有考虑过其他邻居器官的感受？分娩的时候为了让娃出来，必经通道及沿路组织（盆底组织）极度扩张，会不会弹性下降？这些组织位置和功能的恢复，都需要时间。

生完娃早期，还是做一个安静的美娘子才好，运动以轻柔、抗阻为主。来，跟着我平躺，双手放在两侧，双膝弯曲与肩同宽，用力将臀部升空，同时缩紧肛门、阴道，保持住，5 秒后再落地。注意，整个过程中其他部位是放松的，尤其腹肌不可以硬哦。对啦，这就是帮助盆底恢复张力的运动。瑜伽也很有用，可以柔中带刚地灭掉脂肪、紧实胸臀，而且生完娃组织、韧带都处于松弛状态，反而更容易完成高难度姿势。

生完娃 6 周后，就不用强掩女汉子本色了，有氧举铁循序渐进地操练起来。不过别忘了啊，练之前给娃喂顿饭；不怕娃饿着的，也可以练完 3~4 个小时以后再喂。混了乳酸的酸乳，咦，想着就不好喝。

再说说吃。不少娘亲为了娃有奶喝，奋不顾身地狂吃狂补，真不是我说实话，这里面大部分热量明明是长到了自个儿身上，各位娃的妈以及娃的姥姥、奶奶，咱得理智。按理说，哺乳期比正常时候每天多摄入 800 大卡就够，而且要有讲究啊，别炸鸡烤串来一套，得多吃优质蛋白（那么鸡蛋 3~4 个也足够了啊），多补钙。这多摄入的 800 大卡，除了用来造乳汁，消耗起来也很容易呢——平均每天给娃喂奶就会燃烧 500 大卡。而且刚生完娃，本身机体就处于高代谢模式，再搭配合适的运动，嗖的一下，不要太瘦哦！

CHAPTER 2

第　二　章

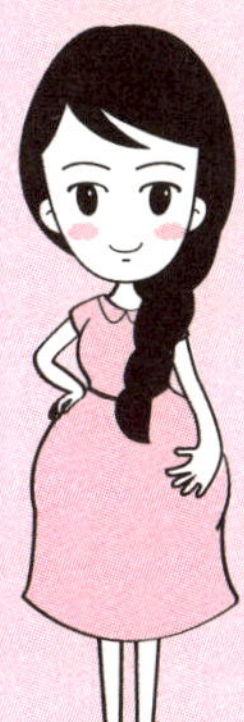

备孕篇：
让娃有备而来

一、孕前检查少不了

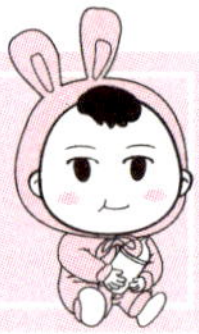

一摸黑，怀孕了。这下子黑的常常不只是小两口的床头灯，还有小两口蒙圈的脑袋：亲娃啊，爹娘还没准备好，你怎么说来就来了！可种下的受精卵就像放出去的箭，收不回来也后悔不得，平时潇洒度日，如今觉得什么都人命关天：前几天喝酒了有事儿吗？我会不会感染了什么病毒暂时不能怀孕？最近闹情绪没好好吃饭，胚胎质量行吗？ 10 个月是持久战啊，为娘的身体状况能不能扛得过去……心里没底，战战兢兢。

插播不收费广告一条：为减少孕后之纠结，保孕妇之康健，让娃有备而来、顺利而生，特强力推荐孕前检查，详情咨询正规靠谱医院。还有送分题一道：备孕需要多长时间？嗯，3 个月，所以孕前检查最好在怀孕前 3 个月进行。

检查项目分为这几站：一般检查、抽血、验尿、妇科类检查。

（一）一般检查

所谓一般检查，就是脱离了高端设备的检查，主要靠医生动手、动嘴、动眼、动耳。在孕前检查中，最重要的是检查身高、体重、血压以及各系统器官的状况。

涉及怀孕，身高、体重就不只是影响外形这么简单了，跟你和娃的健康都息息相关。用体重（公斤）除以身高的平方（以米为单位），得出数值 BMI（体重指数），用来评估体重是否达标。符合中国国情的卫计委标准是，体重过低：BMI<18.5；体重正常：18.5 ≤ BMI<24；超重：24 ≤ BMI<28；肥胖：BMI ≥ 28。超标的体重会增加怀孕后妊娠期高血压、妊娠期糖尿病、巨大儿、早产等风险，而且啊，一旦怀孕，无论多么肥胖都不建议再减肥了，所以趁着备孕，努力把体重控制下来是第一要务。

血压是年轻人总会忽略的检查项目，认为怎么也得过了 40 岁才需要重视，于是很多隐匿的问题悄悄从指间溜走。随着怀孕后身体血容量增加 40%~45%，心脏和血管都面临极限挑战，这些隐匿的问题会被数倍放大，处理起来也相当棘手。还是听话测一个为好。平静休息 5 分钟后测量，正常高压（收缩压）应该 <120mmHg，最多不超过 140mmHg，低压（舒张压）<80mmHg，最多不超过 90mmHg，如果发现血压高、血压低、高压与低压差值太大（可能反映甲状腺、心脏疾病），而且至少 3 次非同一天测量的结果都一样的话，需要及早诊治，再开始准备迎接娃。

此外，医生还会通过视、触、叩、听，检查各系统器官的大致状况，比如有没有心肺部异常杂音、皮下水肿、淋巴结肿大、甲状腺结节等。

（二）抽血

抽血项目：血常规、血型、肝肾功能、空腹血糖、甲状腺功能、乙肝艾滋梅毒、TORCH

抽血大魔王是躲不开的，记得叮嘱医生一次性开全，扎一针查全部，来个痛快。空腹抽血是常识啦，前一天晚上 10 点后就戒吃戒喝安心睡觉吧，早晨醒来留点儿心，别趁着迷糊劲儿灌下一杯蜂蜜水，就全泡汤了。

贴心提示：如果去人气过旺的医院检查，最好带上便携式小板凳、小型娱乐设备、抽血后救饿的糖果零食。

1. 血常规

血常规的报告单密密麻麻一串火星文，其实它查的就是血液中的三大家族：红细胞、白细胞和血小板。

红细胞和血红蛋白主要是看有没有贫血。当红细胞 $<3.5\times10^{12}/L$，血红蛋白 $<110g/L$，要警惕贫血的可能。纠正轻微的贫血，食补很管用，这时候还优雅地嚼大枣可不行，直接让老板上毛血旺、炒猪肝、拌木耳、炝菠菜，注意饮食，一般 2 个月左右会恢复正常。考虑到怀孕后身体的需铁量会增加到平时的 2 倍，在造人计划启动前 3 个月便补充铁剂。如果贫血比较严重，需要及时就医，用药物治疗。除了常见的贫血，如果发现红细胞形态诡异、红细胞家族成员比例不对劲，可能是地中海贫血、巨幼细胞贫血等罕见类型的表现，一定要召唤内科医生进一步诊治。

白细胞家族主要是看有没有感染。报告单里名字极其古怪的都是白细胞家族的（包括中性粒细胞、嗜酸性粒细胞、嗜碱性粒细胞、淋巴细胞和单核细胞 5 种），如果白细胞总数和中性粒细胞百分比明显升高，表示可能遭遇了细菌感染；如果明显升高的是淋巴细胞百分比，攻击身体的应该是病毒。

血小板主要看凝血功能。血小板，就是血液中的小板子，用来修补破裂的血管，给机体止血。当低于 $100\times10^{9}/L$ 时，叫作血小板减少，缺少了修补匠，小伤口止血都很困难，何况是生娃呢！所以一定要尽早诊治。

2. 肝肾功能

肝脏是生命的化工厂，所有营养物质都要经肝脏加工才

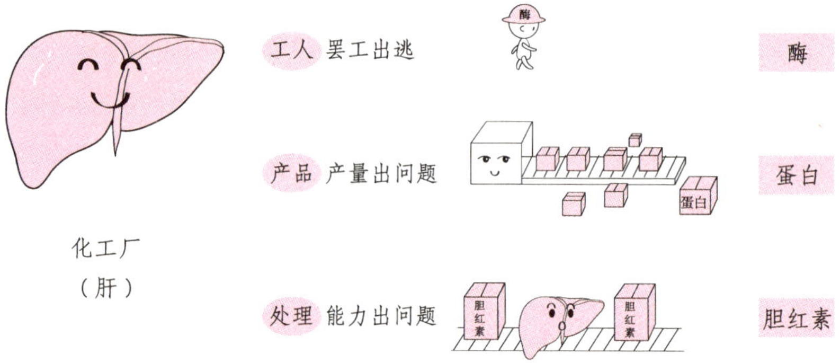

能运往全身。肾脏是过滤厂，回收有用的，排出有害的、没用的，维持机体大平衡。每分钟双肾过滤的血液就有 1.2 升。这俩关乎性命的器官，造娃前不评估下功能怎么行？

面对又一份火星报告，表示肝脏功能的项目，你就找这几个关键词——酶、蛋白、胆红素。酶是肝脏化工厂里主要干活儿的工人，当工厂出了问题，工人们不服管地跑出来，血中测到的一些酶类指标就会明显上升［比如报告中的 ALT（谷丙转氨酶）、AST（谷草转氨酶）等］。蛋白质是化工厂生产的荣誉产品，生产超量或者不足都反映工厂出了问题。胆红素是衰老的红细胞被分解破坏后产生的，经过肝脏处理才能排出体外，如果测到血中胆红素太高，可能是肝脏掉了链子。

看肾脏的功能，关键词是——肌酐、尿素。这哥儿俩都是废物，只有肾脏能把它们请出去，如果测得血里面的含量很高，等于侧面打小报告说肾没有好好干活儿。

3. 空腹血糖

高血糖会使胚胎发育异常甚至死亡，流产率高达 30%。怀孕以后，随着机体对胰岛素（体内唯一能降糖的激素）的敏感性越降越低，之前隐匿的症状会急剧加重，各种并发症的发生率也会翻倍。确定了血糖正常再安心怀孕吧。查空腹血糖同样要求检查前 8~10 个小时禁食水，正常的空腹血糖不应该超过 5.8mmol/L。

4. 甲状腺功能

甲状腺在脖子上，像盔甲一样护着后方的气管，所以被叫作甲状腺。它分泌的甲状腺激素负责调节代谢、长个儿、长脑。长脑啊！不用猜就知道它对怀孕有多重要。腹中的娃需要依靠此激素从无到有地增殖分化神经元，脑发育就指着它呢。在孕 11 周之前，娃所需要的全部甲状腺激素必须由母体提供，此后自己的甲状腺才会慢慢有些功能，娘亲的甲状腺功能跟不上能行吗？

准备怀孕，必须先确定甲状腺功能没问题。TSH（促甲状腺激素）是下放到基层管理甲状腺的激素，它的值升高，说明甲状腺激素太低了，让领导们很费心。为了娃的智力啊，孕前 TSH 应该控制在 <2.5mU/L 时，再考虑怀孕。

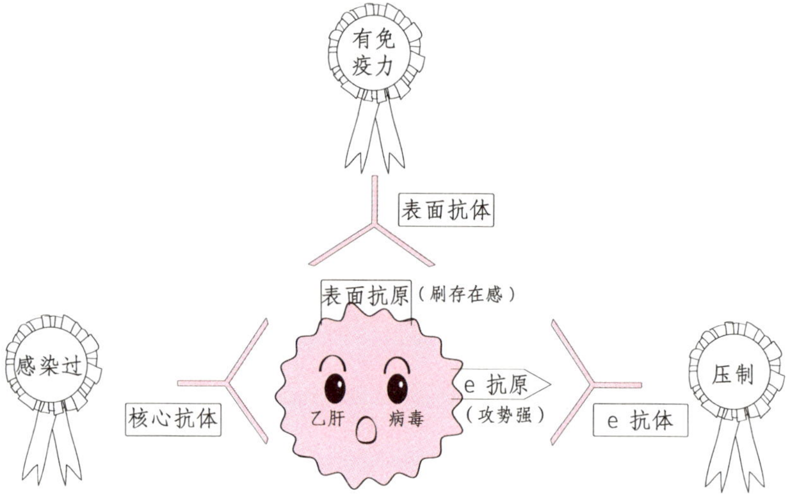

5. 乙肝、艾滋病、梅毒

我们最熟知的三种传染病——乙肝（乙型肝炎）、艾滋病、梅毒，如果不加以控制，会在怀孕和分娩过程中传播给娃，娘亲的病情也会因为怀孕而加重。很多感染都是隐匿的，就算确信没有感染的可能，为了以防万一还是查一下为好。那么当我们在查乙肝五项时，我们在查什么？这五项分别是乙肝表面抗原 & 抗体、乙肝 e 抗原 & 抗体、乙肝核心抗体，也被形象地称为乙肝两对半。

抗原是病毒自带的，如果检测出抗原阳性，说明有病毒入侵。乙肝五项查了两个抗原：乙肝表面抗原阳性——表示发现敌情；乙肝 e 抗原阳性——表示病毒正在安营扎寨扩大军队，攻势强劲。

抗体是我们身体的，是与病毒战斗获得的勋章，乙肝五项查了三个抗体：乙肝表面抗体阳性——表示身体对病毒已经产生了免疫力，是枚荣誉勋章；乙肝 e 抗体阳性——表示身体压制住了病毒的扩军，是枚鼓励勋章；乙肝核心抗体阳性——只要感染过就会永久获得，是枚纪念勋章。

经过电线杆子、广播电视的宣传，大三阳和小三阳成了耳熟能详的词，很多人都不理解乙肝和"羊"有什么关系。其实，大三阳指的就是"表面抗原 +e 抗原 + 核心抗体"三个阳性，表示传染性很强；小三阳是指"表面抗体 +e 抗体 + 核心抗体"三个阳性，此时传染性比较弱。

指南建议：乙型肝炎需要积极治疗，肝功能正常 1 年后可以怀孕。梅毒不论在哪个分期，治疗转阴后才可怀孕。艾滋病病毒感染者根据感染水平进行治疗，综合各方面指标后才能考虑怀孕。

6.TORCH

自打卫计委把 TORCH 作为预防出生缺陷的必查项目，这个检查就风靡全国，还给起了个洋气的中文名叫"脱畸"，被夸得很神奇。嗯，查是可以的，但得揭开它的神秘面纱。这个 TORCH 并不能酷如火炬般点亮人生，只是由弓形虫（Toxo）、其他病原微生物（Others）、风疹病毒（RV）、巨细胞病毒（CMV）和单纯疱疹病毒（HSV）5 种入侵者名字的首字母拼成的，在 20 世纪 70 年代就被提出了。如果娘亲被 TORCH 入侵，对自身的影响一般不大，但有可能导致流产、胎儿畸形、早产、新生儿感染，引得大家诚惶诚恐。

化验单上，你会发现 TORCH 查的是各位入侵者的抗体——IgG 和 IgM。IgG 阳性，说明你在历史的长河中曾经感染过（打疫苗也算），已经有了免疫力。如果 IgG 阴性，则建议你先接种疫苗，有了免疫力后再怀孕，你大可以把 IgG 的 G 记忆成“Good”。而 IgM 阳性，一般意味着近期感染，如果发现，就需要进一步的诊断和治疗，建议治疗后半年重启造人计划。

7. 性激素六项

平时姨妈紊乱的姑娘在备孕时可犯了难，会不会内分泌不好影响怀孕？嗯，你需要来一套激素六项检查。这套“六字号”检查，包括雌二醇（E2）、孕酮（P0）、卵泡刺激素（FSH）、黄体生成素（LH）、催乳素（PRL）、睾酮（T）六项。一套结果下来，再结合 B 超等检查，就能对姑娘们的内分泌情况做出评估。

这哼哈六激素都是查什么的？

E2 是雌激素的一种（我们体内有三种雌激素：E1、E2

和 E3）。雌二醇非但不二，反而是三种雌激素里生物活性最强的，主要指着它发挥功能，所以也是主要测定对象。姑娘们的身体每个月会召唤出一批卵泡，在它们生长发育过程中会源源不断地分泌 E2，质量越好的卵泡分泌得越多，排卵前达到巅峰，一般能超过 200pg/ml。

P0 是由黄体分泌的天然孕激素，被叫作孕酮。还记得黄体是谁吗？就是那个由排卵后卵子留在卵巢里的房子变的。作为娘家人，黄体分泌孕酮远程支持卵子受孕、受精卵着床。所以 P0 水平升高（一般 >5.6ng/ml）意味着排卵，要是升到 20 多，可能就怀孕啦。

FSH 和 LH 是脑袋里的垂体分泌的，被下放到基层管理卵巢，主要工作是给卵泡喂饭。随着卵泡长大吃得越来越多，FSH 和 LH 的水平会不断上升，到达峰值后，大吼一声“你不能再吃啦”，就把卵子踹了出来，诱发排卵。这俩指标可以反映卵巢功能、卵泡情况。对了，监测排卵用的尿 LH 试纸测的就是 LH，一般 LH 的值 >40IU/L，说明排卵在即。

PRL 也是脑袋里垂体分泌的。既然和 FSH、LH 的原产地一样，它就也能来到基层捣乱。比如垂体长了个小瘤，噌噌地分泌 PRL，会抑制排卵，导致姨妈旷工，所以对于姨妈不正常的姑娘，测定这个指标可以排除这方面原因。话说回来，生完孩子的娘亲在哺乳期，姨妈会知趣地继续休假几个月，也是受 PRL 高水平的影响。

T 是雄激素的一种，主要由卵巢分泌。对，妹子也会分泌睾酮，只是分泌的量跟糙汉相比……哦不，没法儿比。适当水平的睾酮对于健康很重要，但如果飙升，就属于高雄激素血症了，也会抑制卵泡发育，让姑娘长痘、长毛、长体重。

不知从何时起，江湖上广泛流传着一种绝学：激素六项必须月经 5 天内查，第 2~3 天最佳。于是，医生给姨妈旷工半年来查原因的姑娘开了激素六项，姑娘交费后将抽血单放到过期都没来查，原因是没等来大姨妈；给监测排卵的姑娘开了激素六项，姑娘等到下个周期姨妈造访才测，硬生生错过一个卵；给来看更年期的阿姨开了激素六项，这位阿姨想必是绝经了，从此再也没现过身……作为武林绝学就这点儿适用度，好意思吗？所以呀，从来没有一概而论地要求激素六项必须在姨妈来 5 天内查这一说，我郑重地用快要举脱臼的手发誓。

激素六项在姨妈周期的不同阶段都可以查，意义也大不一样。

月经 5 天内，查的是激素基础水平，可以反映卵巢的储备功能，也就是卵泡库存如何。当库存不够时（卵巢功能减退），基础 FSH 水平会升高。还记得 FSH 是个送饭的吗？当它敲着饭盆来到卵巢，发现没多少卵泡搭理它，还以为是饭没送够诱惑力太小呢，于是加量不加价地升到全家桶的水平接着吆喝，结果……如果多次测得基础 FSH>10IU/L，说明卵巢功能下降，需要注意；基础 FSH 升到 40IU/L 以上，就相当于绝经水平了。用力过猛的 FSH 使得卵泡被过早召唤，基础 E2 的水平随之上升，所以月经 5 天内 E2 值太高也能反映早期的卵巢储备功能降低。还有，激素治疗的效果评估也在停药后来月经的 5 天内抽血，可以排除药物干扰。

月经 5~14 天，查性激素可以监测卵泡的生长情况。比如 B 超下发现一个卵泡，它的质量怎么样呢？就要抽血看一下。如果 E2 值挺高，不错嘛，是只能干的卵，这个周期一定要好好努力抓住机会。一般 E2 值 >200pg/ml，说明卵泡成熟得差不多了，LH 值 >40IU/L，说明就要排卵啦。

月经 21~23 天，测激素能了解黄体功能如何。黄体的故事前面已经讲过，如若卵当真已经排出来了，但孕酮值不够高，说明这届娘家人不给力，想要怀孕，最好加点儿外源性黄体支持（孕激素）。

看到这儿如果你对性激素家族还甚是蒙圈，细细品读这几条就够：

（1）到底第几天测，听医生的，每个阶段测都有道理。

（2）六项中的催乳素（PRL）水平昼夜起伏比较大，最好上午 10~11 点测。照顾到它，激素六项也在这个时间查吧。

（3）检验结果需要结合各种因素综合评估，不能单凭数值就下结论。再用脱了臼的手举个例子：一个姑娘月经周期延长到几个月，查了激素六项就着参考值一看，咦，大多都在“卵泡期”范围内，结果很正常，暗自欣喜。我说丫头，都处在卵泡期好几个月了不排卵，怎么能算正常呢？

（三）尿常规检验

孕前检查的第三站是验尿。尿液来自血液，凡是会引起血液成分改变的疾病，大多会引起尿液的变化，甚至验尿更能反映问题。

验尿的第一步是留尿，这是一个自助项目。1. 一定要月经完全干净后再验，不然测出了红细胞还得多跑一趟复查。2. 在登记窗口领取尿杯，然后进入冥想模式呼唤尿意，在卫生间排队。虽说正常的尿液绝对无菌，但如果心理排斥，可以自带一双一次性手套。3. 接取尿液时以中段尿为佳（就是先排出一部分再开始接），原因是尿道口存在一些正常菌群，如果留一开始的尿液，可能会影响检验结果。

尿常规的检验报告友善度稍高些，没有成片的火星数值，主要以阴性、阳性来表示。重要的指标有这些：1. 尿比重。尿比重是尿液与同体积纯水的重量比，能粗略地反映体内水分的平衡情况。2. 尿蛋白。当高血压、糖尿病累及肾脏或者肾脏本身出了问题，连蛋白质这么大个儿的分子都拦不住时，就会出现蛋白尿，阳性加号越多表示情况越严重。3. 酮体。酮体是体内脂肪的代谢产物，除非代谢出现异常、脂肪被大量分解又氧化不全，才会在尿液中检测出来，比如长期饥饿、重度糖尿病。4. 尿胆原。尿胆原结果异常（过高或过低）多见于黄疸。5. 红细胞。红细胞是最容易出现阳性的一项，轻微的潜血可以调整生活 1 周后复查，如果有很明显的血尿，可能提示肾脏疾病。

（四）妇科类检查

包括：妇检、阴道分泌物检查、宫颈防癌筛查、B 超。

1. 妇科检查

妇科检查是和抽血大魔王并驾齐驱的噩梦，但又是必查项目。我先招供一些能减少痛苦的方法，或许有用。妇检最好在月经干净后的 3~7 天检查，这期间没有姨妈干扰，又有较高水平的激素保护，可以大大减少痛苦。也不用担心医生的水平，只要从医学院出来的这项技能都不会差，因为逢考必出，早已练习过千万遍啦。检查那天最好打扮得易穿脱，裙子是再好不过的。上了检查床，你就要面对那只塑料鸭嘴了，嗯，现在都是一次性的。那只鸭嘴叫窥器——窥器是分大、小号的，而且体形差别挺大，你可以表现出无所不知的样子直接问医生有没有小号的。

检查完外阴，打开阴道后，医生需要检查阴道的四壁、颜色、分泌物是否正常，然后是宫颈的大小、外观、有无赘生物。阴道分泌物和宫颈防癌筛查会在这时候顺便做。取出窥器后就是内诊了，通过两手的配合，医生可以了解你的子宫是站着还是躺着（前后位）的，大小和活动度如何，宫颈是不是像看上去那样健康，输卵管卵巢（附件区）有没有肿块和压痛……你看，信息量还是很大的。如果放弃治疗，哦不，放松身体，通常只会有胀胀的感觉，检查也会以最快的速度结束；要是紧张得整个人都呈仰面朝上的平板支撑姿势，窥器反而会引起疼痛，子宫可能本来躺着的，现在站起来了，宫颈也躲着不见人，得用鸭嘴来回折磨半天，而且触诊时除了腹肌什么都摸不到啦。

2. 阴道分泌物检查

趁着鸭嘴还在，医生会快速用棉签取少量阴道分泌物，用来检查阴道清洁度、滴虫、细菌、真菌感染等。

注意：检查前 24 小时内不要打扰阴道，比如啪啪啪、阴道用药、阴道灌洗。

清洁度分 4 个等级（Ⅰ度 ~ Ⅳ度），度数越低越好，Ⅲ度和Ⅳ度表示分泌物里有大量球菌和白细胞，最好搬救兵用药治疗。滴虫、细菌、支原体衣原体检查的结果正常值都是阴性，如果发现有感染，针对不同的入侵者都有专门的药物，把它们消灭殆尽后再备孕也不迟。

说到炎症，阴道口与外界相通，这让很多姑娘尤其是处女座的忍无可忍，总担心炎症的发生。其实我们的生殖系统有从外到内强大的防御系统。最外面的大阴唇作为大门，自然合拢遮掩住阴道口；阴道有自净作用，保持着健康的 pH，还饲养了正常菌群，维持着内环境的平衡；宫颈黏液会形成栓子堵住宫颈口，造就 AAA 级防盗门；子宫内膜更不怕，就算有病菌侥幸侵入，也能被姨妈驾到赶出去，下个月换上新的又是一条好汉；白细胞这些保安、哨兵、防卫兵更是遍布各地巡逻，一言不合就能把入侵者灭掉。所以，只有当防御系统出了漏洞、免疫力下降、正常善良的菌群遭遇破坏（比如有事儿没事儿冲洗阴道内部）、外来入侵者过于强大，才会导致炎症的发生。

3. 宫颈防癌筛查

医生取完阴道分泌物后，会用特制的软刷在宫颈转几圈（感觉胀胀的），收集脱落的宫颈细胞查 TCT（液基薄层细胞检测），有的医院还会测 HPV（人乳头瘤病毒），这两项都是为了筛查宫颈癌。

如果 TCT 无恙，说明细胞健康，大可放心。如果 TCT 报告单上写着个臭长的名字“诊断意义不明的不典型鳞状上皮细胞”，先不要惊慌，不要听信非正规医疗机构的忽悠，做个HPV分型再说，只有高危型HPV感染才需要进一步做阴道镜和活检，HPV是阴性的话定期复查就行。如果TCT结果比较严重，发现了癌前病变，及早治疗和预后都没问题。若是怀孕后才发现，处理起来相对比较棘手，孕期的激素、免疫、代谢等变化还可能会加快癌变速度。

感染了HPV就会得癌？才不是！年轻姑娘中HPV感染率其实非常高，大多都是一过性，一般8~24个月就会被自身免疫力清除掉。而且HPV是个超大犯罪家族，有超过120个成员，高危犯罪头目只有10来种，要想导致宫颈癌，还得加个“持续感染”这一必要条件。

那发现了宫颈糜烂需要治疗吗？比如光滑修复？温婉如我听到这种问题都能气得炸裂：“弹弹弹，弹走鱼尾纹吗？还光滑修复……碰到这种医院、医生，远离忽悠，赶紧走人。”

“宫颈糜烂”早就下岗了，还在阴魂不散地吓唬姑娘们。它的真实面目只是这样的而已：想当初，宫颈里面是柱状上皮（看不见），外面是鳞状上皮（看得见），地界分明互不妨碍。后来，姑娘们发育成熟了，雌激素水平升高，柱状上皮得到授权往外扩地盘儿，这下子也能被看到了。不巧的是，柱状上皮太薄，虽然占领了新地盘儿，却覆盖不住地盘儿（间质）本身的红色，看上去跟“糜烂”似的，就被误以为是病，宫颈糜烂、宫颈糜烂地叫着，真可怜。你看，生理性的“糜烂”只是因为姑娘你风华正茂。等到绝经后雌激素水平一落千丈，宫颈萎缩，“糜烂”也就消失了。

可为什么我们还在关注这个下了岗的伪病种呢？因为某些早期宫颈病变确实也会呈现类似的“糜烂”，比如宫颈癌。在柱状上皮与鳞状上皮交界的地方，鳞状上皮不服气地奋力争夺被侵占的领地（鳞状上皮化生），偶尔混乱的管辖给了病菌可乘之机，尤其是 HPV。在高危险 HPV 的刺激下，还没变身成功的稚嫩鳞状上皮容易乱了阵脚，发生细胞异常增生、排列紊乱、分化不良，地盘没抢成，甚至还坏了大事儿，可能发展为癌前病变甚至宫颈癌。

4.B 超

通过经腹或者经阴道 B 超，能看到子宫的模样、内膜的形态、卵巢的大小、卵泡的发育等。可以的话尽量选择经阴道的，不需要催促不争气的膀胱，还能让结果显示得更清楚。这儿我主动举手回答个问题——发现卵巢囊肿怎么办？囊肿只是个总称，就像我们把长在皮肤上的什么都叫作“包”一样。它有很多可能，可以是长得太大的卵泡、偶尔高激素水平作用下的生理囊肿、排卵恰巧伤到小血管形成的黄体囊肿等，大部分都没事儿，最多 2~3 个月会自动消失。定期复查，如果囊肿不断长大，尤其是短时间内长大很多，必须及时看医生。

二、准备一副好身体

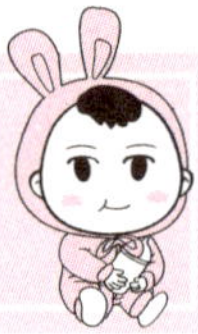

（一）各路营养预备齐

为什么从孕前就要开始储备营养？你想，造一个“天之骄卵”最少 85 天，卵子从发育之初就吃好喝好，岂不是传说中的赢在起跑线上？怀孕之后，早期的 3 个月是神经、心脏等各种器官、系统形成的关键时期，可这时娘亲们在干吗呢？吐啊，味觉、嗅觉颠覆得一塌糊涂，能坚持吃饭就算是好同志，顾不上多吃这个少吃那个啦，所以在怀孕前就把娃需要的营养素预存好，心里才踏实。

那么，需要哪些营养素？

被世界卫生组织和各大指南列在“强烈推荐”里的营养素有两种：叶酸和铁，怀孕期间的需要量大幅提高，食物很难满足。其他视情况补充的还有钙、维生素 D、碘、维生素 A，以及呼声很高的人气营养素 Omega-3，等等。

1. 叶酸

叶酸当年在绿叶菜中被发现，是种水溶性维生素。别听名字叫得亲民，叶酸的功能超高端——参与 DNA 的合成！缺乏叶酸是引起宝宝神经管畸形的主要原因，大家常听说的无脑儿、脊柱裂都属于这类畸形。此外，缺乏叶酸还会引起先天性心脏病、唇腭裂、巨幼红细胞性贫血。神经管发育这么重要的步骤，在怀孕的 3~4 周就会发生，很多娘亲发现自己怀孕时就已经 1 个月了啊，防不胜防，所以强烈建议在孕前 3 个月就开始补充叶酸。话说回来，就算娃是意外降临，得知的时候立马开始吃叶酸，也比不补要强很多。

说到这儿，叶酸到底补多少合适呢？指南的普遍建议是，从孕前 3 个月至怀孕 3 个月每天服用叶酸 0.4~0.8mg，在孕中期和孕后期可以继续服用来预防贫血。但你会发现，有些娘亲按照建议量一顿不落地吃叶酸，还是发生了胎儿畸形、反复流产，这是为什么？因为囫囵个儿的叶酸并不能被身体利用，需要被体内的酶加工成有活性的形式（四氢叶酸）才能发挥作用。由于基因突变，一些人体内缺少这些酶，叶酸是吃进去了不少，但是没办法被加工，就这样直接流失掉了。还好上进的人类发明了基因检测的方法，有过自然流产史而比较担心的娘亲可以到医院检测这类基因，若发现了问题，咱们可以“避短”跳过自体加工这一步，直接吃有活性的叶酸呀。或者，可以根据测出来的叶酸利用能力，按照需要增加叶酸的服用量，对于叶酸缺乏风险较高的，每天服用 4~5mg（普通建议量的 10 倍）都没有问题。

2. 铁

当我们孑然一身，能吃能睡、活蹦乱跳的时候，贫血似乎离我们十分遥远。可怀了孕就不一样了，娘亲的血容量增加、胎儿的生长需要会使身体的需铁量增加到之前的 2 倍，冷不丁就不够用啦，引起缺铁性贫血。据统计，孕妇贫血的发生率可达 47.4% 之高（Hb<110g/L）。贫血不只是身体虚弱那么简单，还会引起娘亲的先兆子痫、宝宝的低出生体重、代谢综合征等疾病。

单纯的饮食补充已经很难满足突然增加的铁需要量啦。食物中的铁并不会被身体照单全收，经过消化代谢，最后的吸收利用率只有 10% 左右，就算在怀孕的后半期，智能的身体把这个吸收率提高到了 40% 也满足不了需求，得吃数量惊人的猪肝、菠菜、木耳才行。基于此，WHO 和国际营养性贫血研究学会建议，在备孕、怀孕期间以及刚分娩后，每天应该补充铁 60mg。

3. 钙和维生素 D

钙是人体内除了碳、氢、氧、氮四种生命基础元素之外含量最高的元素，99% 都存在于骨头中，支撑着身体，为娃的骨骼发育所必需；剩余的 1% 是特派员，无处不在地游窜于身体各处，参与听起来和骨头毫不相关的精密工作——血液凝固、肌肉收缩、信号转导等，孕期缺钙如果影响到这些精密功能，血压调节、血糖控制都可能出现问题。按理说，不缺钙的娘亲在备孕期和孕早期并不需要额外补充钙质，因为娃还小，尽最大能耐也需要不了多少。但事实是，中国作为缺钙大国，不管是备孕的还是怀孕的，不缺钙的少之又少（平均摄入量只有推荐量的 1/3），全国普查更是显示只有不到 5% 的人达到了每日钙的适宜摄入量。如此一来自己都不够用，娃还怎么指望娘亲？于是，我举双手赞同从备孕做起，使自己的钙摄入量至少达到每天 1000mg；从孕 20 周开始，世界卫生组织的建议是每天钙摄入量增加到 1500~2000mg，均分在三餐中。这缥缈的含钙量是什么概念呢？ 100ml 牛奶含钙 100mg，100g 豆腐含钙 164mg，在这个含钙级别的还有蛋黄、紫菜、木耳、虾米。娘娘，您看着我认真的双眼，答应每天饮一盒牛奶可好？若不喜欢，那咱换成酸奶，一样的，奶制品绝对是补钙第一首选。如果还不行，唉，那吃钙片儿吧。

钙和维生素 D 是一对儿。维生素 D 可以促进吃进去的钙更好地被吸收；能提高免疫功能，减少免疫性疾病的发生（过敏、1 型糖尿病、哮喘等）；还在神经内分泌的连接中起重要作用，如果孕早期缺乏维生素 D，会增加娃将来得多动症的风险。但关于维生素 D 的补充剂量并没有相应的指南，也许是因为没办法把阳光打包称重，要晒多少剂量很难把控，一般建议是每天露胳膊露腿儿至少 15 分钟。大家都知道，晒太阳可以使我们自体合成一定量的维生素 D，除此之外，鱼肉、蛋黄、动物肝脏里的维生素 D 含量都很高。既然日晒剂量不好说，那只能晒得充足了适当吃些此类食物，晒得少了多吃食物来补充。最好做个抽血检测，如果血液中的维生素 D 水平 >75nmol/L，表示非常 OK；<50nmol/L，就算是比较严重了。

4. 碘

碘是合成甲状腺素的重要原料，缺碘会影响宝宝的骨骼、肌肉、神经系统发育，使其智力低下、身体异常矮小。想当年，我们国家出现了大批量的“大脖子病”“呆小症”，于是我们的食盐中有了碘，现如今缺碘已经比较少见。如果家里选用的是加碘食盐，那么按照每天摄盐 6 克的国家推荐量，碘就差不多够啦。

5. 维生素 A

维生素 A 用来预防干眼症、夜盲症，给明亮心灵的宝宝一双水灵的眼睛。但维生素 A 并不被指南常规性推荐，主要怕补多了。因为维生素 A 是脂溶性的，不像其他水溶性维生素（B、C 家族），吃多了可以随着尿液排出，它会蓄积在人体的脂肪中，越攒越多，一旦超量会危害到娃，增加唇腭裂、心脏畸形的风险，弄巧成拙。如果选择了鱼肝油、复合维生素来补充维生素 A，留心说明书上的剂量，一般每天 2000IU（国际单位）就够了，不要超过 10000IU。

（二）装上盔甲再怀孕——孕前疫苗注射

1. 疫苗是何方神圣

疫苗问世以来，如英雄一般拯救着世界，每年减少了全球 200 万 ~300 万人死于传染病。注射疫苗的目的是举行一场模拟演习，将只剩躯壳的死病菌或者毒性极弱的半死不活的病菌扔进体内，让我们的免疫系统提前见识见识，打造出匹配这种病菌的抗体部队。这样一来，当真正的敌军入侵，脚跟还没站稳，我们就能直接把抗体部队派出去，而不是一脸蒙圈地临时组团，还没召唤出战士就被打得溃不成军。想当年没有疫苗，有 3 亿人死于天花病毒，5 亿人死于脊髓灰质炎病毒，何其惨烈。

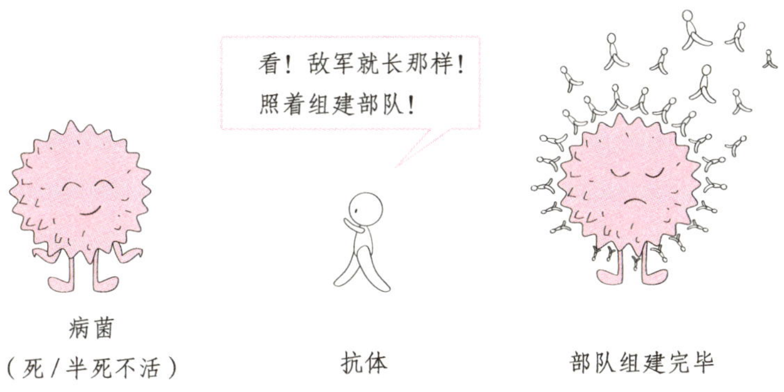

疫苗大体分三种：

第一种是半死不活减毒疫苗（简称活疫苗），是用毒力极弱甚至无毒的病原体经过培养繁殖制成的，注射入人体之后还可以继续复制，心甘情愿当陪练，又远远达不到让人体发病的战斗力。活疫苗注射后一般是长期甚至终身免疫的，常见的有卡介苗、麻疹、风疹、脊髓灰质炎疫苗等。

第二种是灭活疫苗（简称死疫苗），是选用外表特征明显（免疫原性强）的病原体，经过人工大量培养再集体灭活，去除它们险恶的灵魂，只保留无害的躯壳。这些模型陪练注射入人体后，并不能繁殖，需要多次注射才能形成长效保护。常见的有百白破、流感疫苗等。

第三种是基因重组疫苗，采用乾坤大挪移的方法，提取出病菌纯善的外表（抗原），嫁接到其他无害的微生物中进行复制，安全有效，目前的乙肝疫苗很多就是这么造出来的。

2. 推荐的孕前疫苗

怀娃十个月期间，如果感染了攻势强劲的病菌而娘亲又没有预备抗体，不仅可能自己患病，病原体还可能通过胎盘传播给娃，导致流产、畸形等严重后果。最好的预防方法就是在孕前注射疫苗，娘亲在获得免疫力的同时，还能将抗体通过胎盘传给宝宝。

推荐孕前接种的疫苗有：流感、百白破、麻风腮、水痘、乙肝。

（1）流感疫苗。死疫苗，一般建议孕前 3 个月接种，但孕期也可注射。流感疫苗的免疫能维持 1 年左右，预防对象是几种常见的流感病毒。作为死疫苗，流感疫苗的安全性很高，如果孕前错过了注射，在孕期遇到流感盛行，也仍然推荐接种，因为怀娃娘亲是流感侵袭的高危人群，感染后容易发展为重症，住院治疗率高出普通人 4 倍。

（2）百白破疫苗。死疫苗，一般建议孕前 3 个月接种，但孕期也可注射。百白破是由百日咳、白喉、破伤风混合而成的疫苗，安全系数较高，如果孕前错过，整个孕期都可注射，但最好选择妊娠 27~36 周。

（3）麻风腮疫苗。活疫苗，至少与怀孕间隔 3 个月，孕期严禁注射。麻风腮指的是麻疹、风疹、腮腺炎的混合疫苗。其中风疹病毒对怀孕的影响最大，感染后 25% 的孕妇会发生先兆流产、流产、胎死宫内，还可能导致娃生长畸形、先天耳聋。如果孕前检查发现没有抗体，最好尽早注射疫苗。

（4）水痘疫苗。活疫苗，至少与怀孕间隔 3 个月，孕期严禁注射。水痘疫苗也是活疫苗，因为人类对治疗水痘——带状疱疹病毒没有什么特效药，所以只能靠预防为主。孕早期如果感染水痘，会传染给娃，导致先天性水痘；孕晚期感染情况更加严重，重症肺炎甚至死亡都有可能发生。

（5）乙肝疫苗。最好在孕前至少 9 个月开始注射。与上面几个疫苗不同，乙肝疫苗一共有三针，注射程序是“0—1—6”，意思是第一针（0个月）打完后，过1个月打第二针，过6个月打第三针，最后一针与怀孕间隔至少3个月。三针完成后我们的乙肝抗体部队才能组建完成。

（三）缓“娃”之计——避孕

孕前检查有不合格的项目怎么办？还在服用对宝宝不安全的药物怎么办？打了活疫苗还不到3个月怎么办？……少安勿躁，少安勿躁，你急或者不急，娃就在那里，待娘亲做好准备，说来就来。

“缓娃之计”的中心思想有三个：第一，阻断源头，抑制精子和卵子的生成。第二，切断道路，不让精子与卵子见面。第三，破坏环境，使精子的奋斗之路困难重重，使精卵即使结合

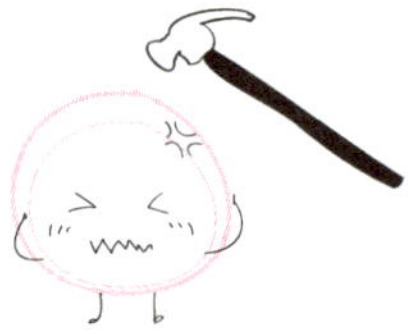

不让卵泡长大

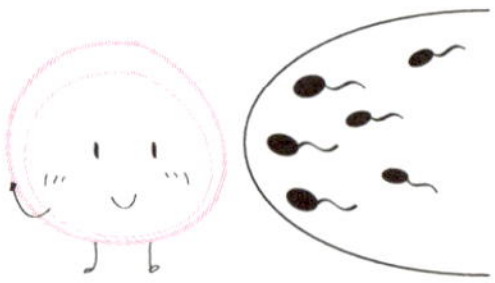

通过屏障隔离精子和卵子

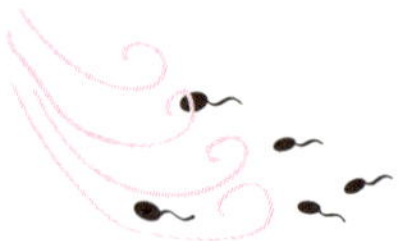

破坏环境，增加受孕难度

也无处安身。依照这三点，人类研究出了一代又一代的避孕措施：口服避孕药（短效、长效、紧急）、避孕针、皮下埋植剂、避孕套、宫内节育器（含或不含药物成分）等，摆在一起能开个博物馆，数不胜数。但作为备孕期间的选择，要求避孕成功率高、不能作用时间太长、最好别太复杂。经过排除，最佳的选择建议是屏障避孕法（避孕套），能阻断精卵相遇，使用正确的话避孕成功率是 93%~95%。如果要求更高的避孕率，在身体允许的情况下建议服用短效口服避孕药，若服用正确，避孕率接近 100%，还能同时治疗一些疾病，提高停药后的怀孕率。

Caution（警告）：短效口服避孕药可不是紧急避孕药！这两位总是让人傻傻分不清楚。

先说紧急避孕药。这家伙不是常规的避孕方法，只能用来江湖救急。原理是利用大剂量的孕激素吓唬卵泡，不让它排卵，把已经溜达出来的卵子吓得止步不前，再让宫颈黏液变得特别黏稠，在蝌蚪大军面前形成一道银河。简言之，这就是急刹车，搞不好车还是会开出去，导致怀孕。紧急避孕药因为激素含量很高，比常规的避孕药高出了十来倍，服用后可能会出现恶心呕吐、少量阴道出血或者月经周期改变，但要说对身体产生多大的伤害那都是危言耸听，也没有一年只能服用几次的限制。不过啊，安全系数不高的急刹车，还是不要依赖为好，尤其是在备孕期间，容易出岔子。

再说短效口服避孕药。这就是常规的避孕方法了，短效的意思是在体内停留的时间非常短，需要每天吃 1 片，吃完一盒才能停（一般是 21 片）。原理是通过小剂量的雌激素和孕激素不让下丘脑和垂体给卵泡喂饭，卵泡长都长不大，更别提排卵了，所以是成功率最高的避孕方法。使用口服避孕药可以降低卵巢癌和子宫内膜癌的风险，因为每个月的排卵对于卵巢都是一次损伤，这种不稳定会给细胞癌变可乘之机。此外，还能治疗经前综合征、痛经、月经失调、子宫内膜异位、多囊卵巢综合征等，是治理姨妈之利器，专治姨妈不听话。此外，短效避孕药中的雌激素（炔雌醇）和某些孕激素（比如屈螺酮、醋酸环丙孕酮）能降低体内雄激素水平，对于雄激素高的备孕女子来说，能大大提高怀孕率。

在身体状况准备就绪后，使用避孕套的小两口当然可以随时停用，启动造人计划。若是在服用短效口服避孕药，现有的一盒吃完后，下个月就可以开始要娃。如果选择的是长效避孕针、皮下埋植剂，建议停药后再等待 6 个月。放置宫内节育器的，取环后过 1 个月就可以受孕啦。

（四）怀孕需要小两口的共同努力

1. 娃为什么迟迟不肯降临

怀孕是一个需要默契配合的精密过程：在恰好的时间、恰好的地点，蝌蚪哥和卵妹如期而至；两人都风华正茂、魅力十足，结合得毫不犹豫；前往蜜月的道路上畅通无阻，赶到时正是婚床舒适宜人之际。一点儿都不比咱们当爹妈的结婚时含糊，对吧？通关不易，对于性生活规律的小两口，1 个月 1 个卵，怀孕率只有 25% 左右，比电视上演的低多了。但是呢，姑娘们都对电视剧信以为真，两三个月没怀上就开始忧心忡忡："老娘不会不孕了吧？！"

吓唬自己可不好玩儿。虽说单月的怀孕率不怎么高，但几个月累计起来就高多啦，坚持劳作 1 年的造人成功率能超过 90%。正因如此，不孕可不是那么轻易诊断的——要求小两口不采取任何避孕措施，维持规律的性生活，至少 12 个月没有怀孕的，才算是。

这步步揪心的一环扣一环，任何一个环节异常都有可能影响娃的到来。既然是小两口配合才能完成的工作，出不了成果时双方因素自然都需要排查。在不孕的病因中，男性因素与女性因素几乎各占一半（大约男方 25%~40%、女方 40%~55%、双方 10%、原因不明 10%）。

2. 出征的蝌蚪大军

男方因素比女方单一很多，查起来也简便快速而且无创，那就是查精液常规，看蝌蚪君的状态，建议禁欲 2~3 天检查。

蝌蚪大军的作战策略是：先要赢在"量"上，再用"质"来取胜。

正常情况下，一次出征的蝌蚪数量应该超过 39×10^6 个（没错，3900 万大军），搭乘至少 1.5ml 的浪潮扬帆起航（画面感瞬间变渺小）。量上过了关，再来看看质。首先，刚一出发就阵亡过半那不行，存活率怎么也得 58% 以上。其次，您老得往前冲啊，原地打转儿、小范围画圈儿，还有掉个头倒着游的算怎么回事儿！这稀奇古怪、老弱病残的不能过多，前进前进前进进的比例至少 32%（a+b 级前向运动），不能再低了。再者有人说到颜值，但与功能相比，对蝌蚪颜值的要求并没有很高（还算是个有爱的世界），在几代指南的改进下，标准一降再降，脑袋大脑袋小、歪脖儿粗脖儿、尾巴长尾巴短，各种畸形变着花样出现，形态正常的占到 4% 以上就行。

尽管诊断标准在下调，精子生成与功能异常的发生率却在上升，这与很多因素有关。蝌蚪君怕热，超过 38.5℃的发烧就可能抑制精子生成长达 6 个月之久。工作环境的温度过高也不好，比如长久坐在电脑主机边上的程序员要注意通风，多起身走动。蝌蚪君怕不良生活习惯，大量吸烟、饮酒、熬夜、长时间不活动都会伤害到脆弱的精子。蝌蚪君怕某些病毒细菌，比如腮腺炎病毒会侵袭性腺。此外还有一些特殊因素，比如化疗药物、手术、内分泌疾病等。

好在精子不像卵泡，库存自打出生时就决定了，精子在不停地产生，这届不行可以等下一届，生成周期大概是 3 个月。如果精液常规检查不及格，可能是生活、工作中的一些习惯伤害到了蝌蚪君，建议调整 3 个月以后复查。要是结果已经不能用“不及格”来形容，显示的是“严重少精”甚至“无精”，需要尽快复查。

3. 其他环节全靠娘亲

身为女子，接过了孕育生命这项重任，就不得不从“人之初，受精卵”开始操心，扛起精子闯关以外的所有环节。这使得女性不孕的原因要复杂得多，其中最容易出现的状况是排卵障碍和输卵管异常（各占 40% 左右）。

（1）尽量不错过任何一个卵

如何测排卵？

①自测排卵第一招——测体温

基础体温测定是最简单不受罪的方法，就是贵在坚持。从姨妈来的那天开始，每天早晨一睁眼就测体温，不要动不要上厕所不要喝水，才是基础体温！！！找一张坐标纸或者下载个什么 APP 把数值记录下来，坚持测一个周期，最后会得到一个体温曲线图。

正常情况下，排卵后体温会明显升高 0.3℃ ~0.5℃，这个高度会持续 10~14 天，然后下降，称为“双相体温”。要是测得双相体温，说明排卵是正常哒，记住自己出现体温上升是周期第几天（来月经那天是周期第一天哦，聪明的你顺延着数天数吧），每个月的这个日子前后，宜劳作，造小人儿。

通过测体温，还可以发现一些问题。有排卵姨妈却不正常的姑娘，数数你的高温天数，如果太长，说明黄体萎缩不全，引起子宫内膜脱落得磨磨叽叽，1 个月没几天是干净的；如果高温天数太短，说明黄体功能不足，会引起月经周期缩短，可能经量也会稍微增多，但如果是排卵期出血，可能与激素的波动有关。至于没有排卵的姑娘，体温只有小波动，不会出现大起大落，称为“单相体温”。以上这些不正常情况如果总是出现，是需要看医生的哦，不然会耽误造人大业。

②自测排卵第二招——排卵试纸

排卵试纸用来检测尿中 LH 的含量。还记得 LH 是什么吗？刚出现过嘛，就是那个峰值可以让卵排出来的黄体生成素。神奇面孔是不是突然消失了？哈哈，原理就这么简单。

一般从周期第 10 天开始测，连着几天按照试纸的说明书正确使用。（一定要通过正规途径购买试纸，假冒伪劣坑害下一代！）当试纸出现强阳的杠杠时，说明 LH 的值差不多高于 40IU/L，再过 12~36 个小时就要排卵啦！这天就可以放蝌蚪们进来在殿外走廊上（输卵管）候着，等 36 个小时不成问题。

正好借此辟个谣。有的姑娘听闻排卵试纸可以测怀孕，而且比早早孕更早更准，可别信！排卵试纸测的是尿中 LH，早早孕测的是 HCG，这俩激素都有两只手（α 亚基和 β 亚基），而且左手（α 亚基）长得完全一样，所以排卵试纸能在孕妇的尿中有反应也不足为奇。但因为右手（β 亚基）有很大不同，而且是 HCG 最重要的部分，检测也主要是看这只，因此用排卵试纸测怀孕是不能完全相信的。

③终极大招——医院监测

如果自测完发现排卵存在问题，需要及时到医院。当然，如果追求精准还不嫌弃医院的人山人海，也可以去。

大招一是抽血检查。再来辟个谣，姑娘们是从哪儿看的检查性激素六项必须在月经 5 天内啊？甚至姨妈已经旷工几个月，为了查血，吃药也得召唤姨妈来，怎么解释都没用。正确的打开方式是这样的：性激素天天查，每天都会不一样，所以在不同时期医生会根据需要检查激素水平。周期 5 天内抽血，多是准备做试管婴儿需要了解卵巢储备功能。前半周期抽血，可以反映卵泡长得是否茁壮，生长轨迹是否正常，是不是要排了，要是长慢了，还可以给予及时的干预。周期 21~23 天抽血，是为了确定有无排卵以及黄体的功能怎么样。监测卵泡情况的抽血一般和 B 超结合着看。

大招二是做 B 超，这是最直观的。从周期第 8~10 天开始，隔天监测。B 超下可以清楚地看到卵泡的数目、每一个的大小；每次监测与上一次做对比，记录谁又长大了，哪个消亡了；盯着最有潜力的那一个，直到 18mm 以上，如果哪天消失，便是排出来了。其间，如果卵泡发育缓慢，或者眼看着排出困难就要长老了，可以及时打个针帮帮忙。再有，B 超下还可以随时监测被褥（子宫内膜）铺得怎么样了。在这样悉心的指导下，成功率会提高不少呢。

（2）不是没有卵排，只是没有排卵

真是句绕口的 rap，我来多念几遍给你听，希望可以减少类似这样的担忧。排卵不正常是不是再也怀不上了？又吓唬自己呢不是，祖传的七字真言告诉我们，“有库存就有希望”。卵泡只是偷懒不长大、长大了不出来，我们有一打的办法促排卵。

等等，怎么知道自己排卵不正常？监测排卵三大招还记得不？第一招是测基础体温，从姨妈第一天开始，每天睡醒睁眼就量体温，记录下来连成线，双相体温有排卵。第二招是排卵试纸，尿 LH 出现峰值（阳性杠，值 >40mIU/ml）大概 12 小时后会排卵。第三招是去医院呀，阴道 B 超最直观，抽血还能看功能（卵巢功能、卵泡质量、黄体功能）。

回归正题，接着说促排卵。排卵不正常大多和内分泌轴的改变有关，在卵巢储备允许的情况下，可以促排卵治疗。促排卵的方案有很多，从基本药物到必杀绝技，分为一线、二线，甚至好几线。就像打怪兽不会直接放大招一样，促排卵得从一线药物用起，比如大家听说最多的民间神话“多子丸”——克罗米芬，但是排卵正常的姑娘任性服用万万使不得！会出事儿，出大事儿！对付偷懒的卵泡，克罗米芬能通过调节激素让它们长大一两个；但排卵正常的姑娘们卵巢敏感、卵泡勤快啊，克罗米芬容易召唤一大批成熟卵泡，个个儿都可劲儿造着雌激素，加在一起超出了人体的承受范围，就会发生“卵巢过度刺激综合征”，是危及人命的大事儿。这也是为什么促排卵一定要在医生的严密监测下进行，通常在月经周期第 10 天左右就要开始隔天到医院做 B 超，监视卵泡的生长发育，随时调整方案。为了生双胎迷信多子丸，不靠谱！

如果一线药物用到了很高的剂量（比如克罗米芬 150mg/d）都没有排卵，那它的试用期就到了，医生会辞退它，换用更厉害的二线药物。试用期表现良好能让卵泡排卵的，满了 6 个月还没怀孕也不成，照样停职，毕竟怀孕才是检验真理的标准。这时候没查过输卵管的需要检查输卵管是否通畅，其他不孕因素也最好再排查一遍，同时考虑改方案。

当一线药不争气，二线药就要受宠了。说是受宠，姑娘们却痛并爱着它，因为得打针。相比于克罗米芬那样温婉地劝服卵泡长个儿，打针这一招简单粗暴——直接给卵泡喂饭！饭的种类很多，有单品（FSH），也有套餐（尿促性素，即 FSH+LH）；有低纯度的，也有高纯度的。医生喂饭的原则是使用让单个优势卵泡正常发育的最小剂量，嗯，够一人吃就行，“大庇天下寒卵俱欢颜”反而是麻烦事儿，万一排出来好几个，到时候还得减胎，才是人生一大纠结。等到卵泡成熟卵还赖着不出来，就不给喂饭了，而是打一针，派去个拆台子的模仿排卵前峰值，把卵一脚给踹出来。

除了以上大家常听说的，医生们还有很多促排卵方案，关于促排卵的研究也一直没有停止过。排卵异常并不是没有卵排，只是没有排卵，哪怕是卵巢“库存”不足也不应轻易放弃，毕竟怀孕只需要一个卵，不是吗？

（3）多囊卵巢综合征

现在100个姑娘里，就有6~10个患多囊卵巢综合征（PCOS）。

①什么是多囊卵巢综合征？

全球目前公认鹿特丹诊断标准。满足以下三项中任意两项，并排除其他引起高雄激素血症的疾病即可诊断：a. 稀发排卵或不排卵（月经稀发或闭经）；b. 高雄激素特征（临床或生化表现）；c. 超声表现为多囊卵巢（PCO）。典型的PCOS可能是这样的：月经失调、痘痘疯长、体重增加、脱发严重、体毛生长旺盛、脖子发黑、胰岛素升高、B超显示卵泡数 >12个，等等。

看了前文，有没有信心看懂PCOS的发病机制？来试试吧！还是得赖下丘脑—垂体—卵巢轴，这次三个合伙人不仅自个儿乱了套，还牵扯到了别人。故事是这样的：

不知从哪天起（病因不详），垂体对下丘脑发放的GnRH

更加敏感，打了鸡血似的分泌超多 LH，LH 刺激卵巢（间质和卵泡膜细胞）产生了过量的雄激素（没有错，卵巢可以分泌雄激素），抑制卵泡不能长大成为优势卵泡。但小卵泡们很勤奋呀，一直在造雌激素（虽然造得不多），持续低水平的雌激素反馈给下丘脑和垂体，使 LH 保持在高水平却形成不了峰值，所以没有排卵，还刺激卵巢分泌了更多的雄激素（恶性循环）；低水平的 FSH 持续刺激着卵巢，使小卵泡们不断发育但又成熟不了，这些卵泡就是所谓的多囊。这些变化还影响到了代谢，胰岛素工作得越来越吃力（胰岛素抵抗），老兵搬来更多新兵，导致代偿性胰岛素升高。过量的胰岛素作用于垂体的胰岛素受体，增强垂体的 LH 释放，反过来扰乱卵巢，又是恶性循环。

晕菜的同志们，我帮你们总结了重点：首先，多囊的“囊”，就是一串怎么等都长不熟的卵泡，和卵巢囊肿完全不是一回事儿。其次，PCOS 不仅对生育有影响，还可引起糖、脂等代谢异常，远期慢性病（心血管疾病、糖尿病什么的）风险升高，而长期的异常子宫出血（月经不规律）还会增加子宫内膜癌的发病风险。最后，PCOS 的原因主要是下丘脑—垂体—卵巢轴出现异常，大多数症状的出现都与雄激素升高有关。

②多囊卵巢综合征怎么收拾？

我敢保证所有 PCOS 妹子都会问：“一定要用激素治疗

吗？会不会有副作用？”所以直接列出来乖乖答咯。

第一，我不赞同用中药“调理”治疗。首先，中医的处理办法大多是“调月经”，然而并不是想方设法让姨妈来就万事大吉，这只是表象；其次，大多数中药的具体成分不详，不知道它们对于女性激素调节到底能产生多大作用，而且服用的量大，对肝肾负担较重；最后，既然已经知道了 PCOS 各种症状出现的原因（激素异常），为什么不直接针对这个根源去解决呢？

第二，治疗使用的激素是雌、孕激素，不是糖皮质激素啊。PCOS 多数症状的罪魁祸首是雄激素过高，所以降低雄激素是必需的。孕激素可以降雄，目前存在的十几种孕激素中，醋酸环丙孕酮是降雄作用最强的。但降雄不是一两天的事儿，比如痤疮改善需要 3 个月左右，而多毛改善至少要 6~8 个月。再重申一下，吃了容易长满月脸的叫作糖皮质激素！ PCOS 治疗用的激素是雌、孕激素，不可一概地说“吃激素会长胖”哇，不过有可能吃了药食欲变好了就长胖咯。

第三，合格的妇科内分泌医生一定会谨慎使用激素。世界上没有完美的零副作用的药物，医生给开激素类药物时，更会加以衡量。在 PCOS 给你带来的伤害（近期与远期）与服用药物的风险做对比时，如果利处远远大于可能的弊端，相信你自己也会选择治疗的吧？再者前面说到，常见的孕激素有十几种、雌激素有三种，每种药物成分不一、含量不同，医生会个体化选择最适合你的用药方案，并在用药过程中监测激素是否安全。PCOS 妹子都很年轻，若没有特殊病史，主要注意有无“静脉血栓家族史”就可以了。

第四，不规范的治疗，等于功亏一篑。“下丘脑—垂体—卵巢轴”真的很轴，庞大、复杂的反馈没那么容易调节，激素水平也不是说变就变，这就是 PCOS 需要长期服药的原因。打个比方，就像你要转动一个巨大的齿轮，启动时的阻力一定非常大，你铆足了劲儿也只能转动丝毫；当你咬紧牙刚获得了些许进步，一松手，把手立马反弹回原处。唯一的选择是坚持，不间断地转动齿轮才能使阻力越来越小，直到放手后也能靠惯性自主转动。只要停药后姨妈不能正常来上班儿，就说明需要继续治疗。

第五，大多 PCOS（超过 50%）都存在代谢异常，所以生活方式、饮食、运动习惯养成的重要程度与药物治疗几乎相当。减肥啊！科学地减肥啊！这点太重要了，会直接影响治疗效果。

③多囊卵巢综合征怎样“有卵用”？

终于讨论到了这一步。先安慰一下妹子们，虽然 PCOS 怀孕存在困难，但规范地治疗后绝大多数都可以顺利妊娠。

促排卵是什么？促排卵出来的宝宝是不是不好？

这个问题主动列出来，我是不是很懂你们？大多 PCOS 卵泡无法发育成熟并排出，所以需要用药物让卵泡长大。一般来说，停了常规激素类药物之后立马开始促排卵，效果是极好的。促排卵的首选药是克罗米芬，如果大剂量的克罗米芬仍没能让卵泡长起来，还有来曲唑、尿促性素等药物可以选择。至今，没有研究显示常用的促排卵药物会导致胎儿异常，放松心情，别想那么多啦。

促排卵是不是容易生双胎甚至多胎？

从月经周期的8~10天起，隔天的监测排卵会让医生清楚地看着卵泡长大，在这个基础上用药，所以不会随意使用大剂量药物促使很多个卵泡长大。当然有对药物很敏感的妹子，会有2~3个卵泡长熟了排出，不过概率非常低。

（4）鹊桥堵了

精子和卵子相约鹊桥输卵管，鹊桥堵了可怎么办？这是很多姑娘从备孕就开始担心的问题，谁让输卵管堵塞占到不孕病因的30%~40%呢，太吓人了。可首先，你得符合不孕的条件啊（不避孕满一年没怀上），刚尝试了几个月就着急要做输卵管造影未免太紧张了，人这一紧张啊，输卵管也会跟着收缩，本来卵或受精卵滚得好好的，却被卡住了。

造影是给子宫、输卵管安上灯之后拍照片，需要通过子宫向里注射含碘造影剂，然后在X射线下观察并拍片。涉及造影剂吸收、X射线照射的影响，一般造影后隔3个月才能重启造人计划，等待的过程还是让人着急，因此并不建议多次或者过早检查。还记得造人的第一步吗？首先，你要有一个优质的卵。不孕的检查和治疗也是按照这个顺序，排除排卵的问题之后再查输卵管，若有问题，先进行促排卵治疗，排卵 6 个月还没怀孕的，再考虑做输卵管造影。

查出来鹊桥被非法施工占了道，我们仍然有望夺回主权。很多情况下，检查显示输卵管是通而不畅或者一侧不通，都还有机会自然怀孕。如果输卵管堵塞比较轻，我们有输卵管疏通大法，疏通不成还有输卵管矫治手术，能把阻塞的路段手动移走。但当输卵管堵塞得非常严重，强硬地争夺主权可能会弊大于利，咱们还有辅助生殖做试管婴儿的办法，惹不起躲得起嘛，不用经过输卵管，我们能把胚胎直接放到子宫里。

（五）那些帮助怀孕的“黑科技”

1. 试管婴儿是怎样炼成的？

要说 20 世纪有什么医学进步撼动了世界，试管婴儿一定算是之一，至今全球已经有超过 500 万个试管婴儿诞生啦，手拉手能绕地球 16 圈。

（1）第一代试管婴儿

20 世纪 70 年代，一位英国老爷子（当年也不年轻了）为了人类之繁衍奋斗了 20 多年，终于在试管里完成了精子与卵子的世纪大结合，并将胚胎移回娘亲的子宫里，诞生了史上第一例试管婴儿，全世界都惊呆了。这个技术的正式名称叫作体外受精—胚胎移植（IVF-ET）。

试管的地形可比阴道—子宫—输卵管简单多啦，在体内翻山越岭过五关斩六将的活儿，来到这里都省了！所以不管是排卵困难、精卵见面困难、精子闯关困难还是不明原因的困难，好像突然都有了解。简单地说，IVF 是从女性卵巢里穿刺取出卵子，经过洗涤处理，和经特殊处理的精子一起放到试管里结合成受精卵，待受精卵发育成 4~8 细胞阶段时移回宫腔。

然而，真正的过程才没有这么简单。首先得合法吧，在我国召唤此"黑科技"要备齐三证：身份证、结婚证、计划生育服务证（准生证），然后咱们才能聊聊技术问题。

① 1 个月怎么成熟好几个卵？

正常情况下，每个月卵泡经过长个儿比赛只会排出一个卵对吧？但人们发现，"命悬一卵"的 IVF 成功率简直太低，不行，千辛万苦做试管婴儿，怎能只取一个卵呢？于是有了"高级"的"超促排卵"，能让好多个卵泡在一个月内同时成熟，这颠覆了原有卵泡打擂台"千里挑一"的规则，煞费苦心，充满了心机。

第一步：统一卵泡们的起跑线。需要打针来抑制卵巢的上司垂体（行话叫降调节），不让它给卵泡们送饭（FSH 和 LH）。要饿大家一起饿，这样一来卵泡们的实力和体形差不多一致，是创建和谐社会的基础。要不然上了菜，个儿大的卵泡狂吃，个儿小的抢不着，还怎么同步长大。

第二步：评估卵泡们的饭量。卵泡们的实力统一之后，就可以准备上菜了。但点餐前不得先数人头呀？所以要合计合计有多少卵泡来吃饭（卵巢储备功能）、吃了饭有多容易长个儿（敏感性），医生们主要根据年龄、抽血、B 超和以往治疗史进行评估。

第三步：上菜喽。要想卵泡多长大几个，和平共处不抢饭才能共同发展，所以送饭的得雨露均沾，生理剂量肯定是不够的。根据第二步中评估的饭量，送饭医生会选择最佳方案，是单点（FSH）还是套餐（FSH+LH），是长方案、短方案、超长方案还是超短方案。然后从用药 4~5 天开始监测卵泡的生长情况，包括抽血检验激素水平，B 超查看内膜厚度、卵泡个数和卵泡大小，以便随时调整用药剂量。

第四步：吃饱喝足就出来吧。给卵泡送饭一般会持续 10~13 天，等到至少有 2 个卵泡成熟（直径 >1.8cm），每个卵泡能创造雌激素 200~300ng/L 时，就可以收摊儿启动排卵了。打了排卵针，36~38 个小时能迎来收获的时刻，医生会在 B 超可视下经阴道穿刺取卵。取出来的卵子经过特殊溶液洗涤，转移到培养液里，放到温箱中等待隔壁蝌蚪选拔获胜者。

②精子选拔赛

生殖科医生身为红娘，走后门直接安排精子和卵子在

"试管"里见面，免去了上百万名选手在阴道、子宫、输卵管中你死我活的赛跑竞争，令精子们窃喜不已。但红娘也是有原则的，毕竟取卵不易，怎么也得推荐点儿质量不错的帅小伙儿参加相亲，由此举办了精子选拔大赛。

主办方常用的赛式有两种。第一种叫"上游法"，把一批精子放入含培养液的试管中，预备，游！有活力的精子会奋发向上，从试管底部游向试管的液面，那些游不动的、阵亡的精子和其他杂物细胞成分只能待在试管底，30 分钟后比赛结束，到达液面的精子们获胜。第二种叫"密度梯度离心法"，试管里一层摞一层地放入不同浓度的溶液，把一批精子放在最上面，然后进入离心机。你闭着眼旋转跳跃，睁开眼就来到另一个世界，因为质量的不同，质量差的精子只能穿越到低密度层，质量高、有活力、形态正常的精子大多进入高浓度层，算是穿越赛获胜。获胜的精子会被收集放入温箱，等着红娘安排相亲。

③受精卵的诞生

精卵都已准备就绪，红娘要安排正式见面啦。见面时间是取卵后的 3~5 个小时，地点是含有培养液的培养板，人物是每个卵子约见 5000~10000 个精子。竟然不是一对一见面！对啊，是群面。先前的初赛已经淘汰了一大半选手，剩下的红娘也分不出来谁最牛，就只能帮到这儿了，接下来你们物竞天择，要加油！

“精子决战中，请勿打扰”的牌子挂了一天，第二天就要见分晓了。首先是用极细的吸管去除卵子表面的碎片杂质，这样就能看到卵子是否受精成功，也有利于受精卵的进一步成长。一般培养 18~20 个小时后，可以看到卵细胞中央出现两个连在一起的核（雌雄原核），说明受精成功啦；没有出现核，说明受精失败或者延迟；还有出现三个核的，属于异常受精。然后接着等，大概 24 小时后会出现 2 个细胞，35 小时后会出现 4 个细胞，48 小时后会出现 8~10 个细胞……一个全新的生命就这样启动了。

但不能让受精卵就这么在体外一直分裂下去呀，温箱再好，也不如宫腔好，一般到了 4~8 细胞期（培养 48 小时左右）就能迎进宫了。挑选评分高、质量好的胚胎 1~3 个，在腹部 B 超的引导下送进宫内（需要充盈膀胱），卧床休息 5~15 分钟就可以安心回家等待结果啦。生活和工作不需要发生变化，该洗澡洗澡，该坐车坐车，注意不要同房、不要剧烈运动就好，还有，医生叮嘱的药不能停！移植后的第 14 天是激动人心的时刻，抽血刮个奖吧。

（2）第二代、第三代试管婴儿

第二代试管婴儿与第一代的最大不同是精卵见面环节，红娘帮忙帮到底，取消了“群面”，改为一对一见面。而且都不用精子自己跑，有专车直接送到卵子里面去。这就是传说中的“卵子胞浆内单精子注射（ICSI）”。

ICSI 主要用于精子极少、极弱甚至没有运动能力的精子，一共就那么几个，红娘很容易就看出哪个更有前途，要求没那么高，比其他哥儿几个强就行。长卵、取卵的步骤与第一代是相同的，不再赘述，我们直接跳到精卵准备就绪的那一天。

见面地点：显微镜下的培养皿中。卵子在那头，一个卵一间闺房（液滴），静静守候着；精子在这头，奋力地游着，喊着“选我选我选我”。红娘把一切都看在眼里，嗯，这个长得帅、游得快，就你了。于是用极细的注射针轻轻扫过他的尾巴，精子就不动啦！施的魔法叫“精子制动”。变老实的精子被乖乖吸入注射针中，来到一号闺房。卵子正倚着床头娇羞，红娘把精子缓慢地推到针尖，水平戳进卵子内，轻轻吸出少许胞浆，再跟随精子一起缓缓注射回去，拔针，齐活儿。重复以上步骤，手动送其他颜值还不错的精子进入二号、三号……闺房。“受精卵”们被洗去表面油迹后进入培养箱，待第二天红娘确认到底有没有受精成功。

第二代“黑科技”着实比第一代更逆天。但是呢，选择精子全靠颜值，以貌取精有风险。红娘帮忙帮得太彻底反而没给自然选择机会，无法评估精子的内涵实力，这给一些遗传病的发生埋下了隐患，也使后代先天畸形的发生率略有上升。人类不服，研究了第三代试管婴儿。

第三代试管婴儿是在上述步骤的基础上加用“胚胎植入前遗传学诊断（PGD）”技术。在体外培养的胚胎入宫之前，取 1~2 个卵裂球进行染色体分析，选择基因正常的胚胎植入宫内，以达到优生优育的目的。是不是感觉人类要牛上天了？

2. 在未来，怀上现在的孩子

自打姑娘们出生，排或者不排卵，卵泡都在一批接一批地消亡，每月 1000 多个连声招呼都不打。1000 多人民币都够让人心疼的，何况是饱含生育力和青春激素的卵泡呢。命运的巨轮，请你停止滚动吧！

啊，真停了？

是啊，逆天的人类又发明了“黑科技”，冷冻卵子、冷冻胚胎、冷冻卵巢组织。在 -196℃的环境中沉睡着，若干年后再复苏，生命力还是那样鲜活。

冷冻卵子最近总上头条，被明星姐姐们称作是“唯一的后悔药”。但千里迢迢跑到美国去只冻一个卵多亏，在家门口也不值，取卵太折腾（就是说说，家门口也不让随便冻），所以需要刺激卵巢，在 1 个月内召唤好多个成熟卵泡。怎么听着这么耳熟呢？就是试管婴儿的前半段嘛，取卵方法也同样。卵子取出后，先被送到“冷冻保护液”里换装备。保护液可以进入卵子中把水置换出来，起到“天塌下来我扛着”的作用。水可没这能耐，一冻成冰晶就张牙舞爪的，全是刺儿，会把卵子戳死的。怎么冻也有讲究，人类研究了几十年目的只有一个，就是怎样减少降温过程对卵子的损伤。后来科学家们想通了，没有过程不就没有损伤？于是把降温速度升到了 100000℃ /min，卵子从室温降到 -196℃只需要……0.1 秒！瞬间变玻璃，所以把这个方法叫作“玻璃化冷冻”。胚胎的冷冻过程跟卵子差不多，只是需要取卵后先受精，培养成胚胎之后再冻存。

虽然被叫作“后悔药”，可药效并不是百分之百，还存在一些漏洞。第一，刺激卵泡生长的时间至少需要两周，很多人无法使用这类激素（比如青春期前），或是等待这么长时间（比如着急放化疗的癌症患者）。第二，冷冻的卵子或胚胎数量十分有限，只有几个或十几个，屈指可数还得步步闯关。先是解冻复苏，虽然成功率比较高，但达不到 100%，再加上卵子体外受精、胚胎入宫移植，最终的怀孕率一次大概只有 30%，而且随着年龄增长成功率更低。第三，冷冻卵子和胚胎保存的只是生育功能，青春之激素内分泌并不能得到恢复，遗憾啊！

人类再次不服，开始研究更黑的技术，卵巢组织冷冻。这下子就不用花两周时间准备，还得用激素刺激了，直接通过微创腹腔镜取出一小部分卵巢组织，处理成小片冷冻在保护液中。这样保存的卵泡不止几个十几个，而是成千上万，繁星满天。若干年后把卵巢组织复苏移植回体内，卵泡会醒来继续长个儿、排卵。哦对，激素也会恢复分泌的！

CHAPTER 3

第 三 章

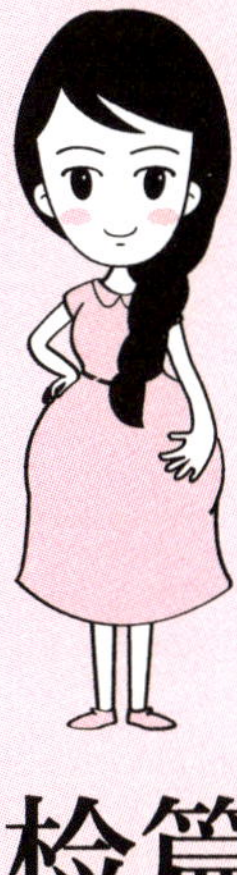

产检篇：

产科十月游

一、恭贺娘娘，有喜啦

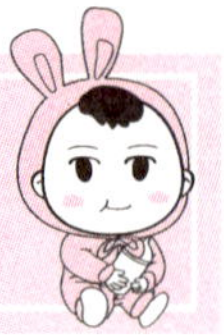

（一）你怎么知道本宫有喜啦？

无论韩剧、美剧还是国产剧，不管主角多话痨、台词多磨叽，演到一个地方总会鸦雀无声空留一片意境——镜头拉近，垃圾桶里，两道杠。于是我们就迎来了整部剧的起承转合之高潮，导演满屏幕大写着“你懂的”。那你到底懂不？

导演说，不懂，我教你。捎带把所有验孕方法都教你。

1. 验尿

对，就是剧组必备、观众秒懂的神之道具——验孕棒！验孕棒不一定是棒状，也有薄片长条状、笔状、板状……挑什么款式取决于买家的有钱程度，其实内涵都一样，是检测尿液中 HCG 的试纸，只要品牌正规，准确率都能达到 90% 以上。

HCG 是大家的老相识了，全名人绒毛膜促性腺激素，叫不叫得上来并不重要。当精子和卵子结合成受精卵后，一边跑一边分裂，慢慢滚到宫腔，看见被窝就会钻。受精卵有一层"非要和床合为一体"的细胞（合体滋养细胞），当它如愿以偿时受精卵也就着了床，开始大量分泌 **HCG**，这时才能真真切切地测到怀孕。至此，距受精卵诞生已经过了六七天。但为了结果准确不伤感情，建议月经推迟一周再刮奖。

刮奖成功的第一奥义是验孕姿势要正确。（1）找一只洁净、干燥的容器，比如一次性纸杯。（2）取当天早晨醒来的第一次尿液。经过一宿的浓缩，**HCG** 含量高，容易测出来。如果错过了晨尿又万分焦急，那就距上次排尿至少隔 4 个小时再测。切记不可为了呼唤尿意狂喝水，稀释得不剩什么了测出个阴性或者弱阳，你是信还是不信呢？（3）把验孕试纸浸入尿液中，小心不要没过 **MAX** 线。持新一代验孕棒的姑娘，可以直接在排尿过程中对准吸尿孔取尿。接触尿液的时间都是 3 秒钟左右。（4）平举等待 1 分钟（最多不超过 5 分钟），紫色线条缓缓出现，就像刮奖卡上银色涂层渣渣掉落，好紧张。

围过来吧同志们，开奖啦。（1）两条深色杠：恭喜娘娘，有喜了！（2）一深一浅两条杠：还不到大喜之时，尿中的 **HCG** 水平不足以确定怀孕，暗自欣喜两天再重测一次，一般都没跑儿。（3）一条杠：没怀，真没怀，不甘心的话换个靠谱的牌子的试纸，或是到医院进行权威检测。（4）零杠无效：等了 5 分钟还是白板，不是试纸坏了就是操作出错了，抖擞精神擦擦汗，重新测吧。

2. 验血

血中的 HCG 浓度自然比尿液里高得多，测怀孕更早、更准、更专业，尤其是当验尿结果不确定时，验血值得选择。

说到验血的时间，理论上受精卵形成后 6~7 天就可以，前提是造人时间掐得准、工作笔记做得好，但即便这样，精卵到底是哪天结合的也很难算。要我说，咱也不着急拯救地球，就先等大姨妈吧，晚了一星期还没等到再抽血也不迟。抽血一般查两项：HCG 和孕酮，没必要空腹。

两道杠怎能报答抽血的辛苦呢？验血结果的 HCG 是用数值表示的。如果没怀孕，HCG 值正常不会超过 5IU/L。怀孕之后，HCG 将 2 天增 1 倍地噌噌往上涨，到了孕 8~10 周升到顶峰，有 5 万 ~20 万 IU/L 这么多，娃可真能造啊。

再说孕酮，跟着大姨妈打杂了无数个月，终于在怀孕后发扬光大了和自己名字息息相关的功能，维持怀孕。孕酮值过低可能会导致流产、胎停育。一般情况下，怀孕后孕酮值会超过 15ng/ml，并且随着周数继续升高。

对于状态颇佳的娘亲，确定怀孕后没有必要定期复查 HCG 和孕酮这两项，除非是有流产史、流产风险高、有腹痛和阴道出血等不适，才需要按照医生的要求监测这些指标。

3.B 超

验尿两道杠，真的怀孕了？验血阳性，会不会是宫外孕啊？孕酮值没别人的高，娃是不是不好呢？一个个疑虑成语接龙似的根本停不下来，那就做个 B 超吧，眼见为实最放心。

为了防止娘娘们看到后面内容想撕书，拿到 B 超报告蒙圈，我觉得有必要把几个让人抓狂的名词解释在先。

（1）胎囊，即孕囊、妊娠囊。在受精卵着床之后，子宫内膜会贴心地超级变变变（蜕膜化），盖住受精卵，形成一个封闭的腔室，以后受精卵就在这个屋子里发育长大。这个屋子就是胎囊 = 孕囊 = 妊娠囊，最早在孕 35 天（从末次月经来那天开始算）可以看到。

（2）卵黄囊。卵黄囊是娃自带的便当盒，孕早期的营养主要靠它。随着娃长大，便当剩得越来越少，卵黄囊就会逐渐萎缩，到了 12 周就消失啦。卵黄囊最早在孕 6 周左右能看到。便当在，娃就在，可以确定是宫内怀孕无疑了。

（3）胚芽，即胎芽。胚芽就是娃呀！胚胎也是娃，胎儿也是娃，只是不同发育期的不同称号。胚芽在孕 6~8 周能看到。

（4）胎心。胎心是娃活着的信号，最早在孕 6~8 周（或胚芽径线 >2mm 时）能看到。如果到了 10 周还没测到心管搏动，末次月经时间也确定没记错，可能胚胎已经停止了发育。

交代完这些，咱们可以将内容上升到实施层面了。

（1）什么时候做 B 超？

做 B 超的时间别太早。你们看，最早出现的是胎囊（5 周），然后是娃带着便当出现心跳（6~9 周）。比较合适的是 7 周左右做 B 超，这样既能排除宫外孕，还能探视娃在宫内活得怎么样，一举两得。再说，孕周的计算时间是从末次月经第一天算起的，所谓最早能看到宫内情况的时间，是在标准排卵基础上得出的统计结论，但有人排卵早有人排卵晚啊，有的受精卵动作快有的受精卵还磨叽呢，所以太早去做 B 超可能会看不到娃，还得重新约，费时费力伤感情。

（2）做 B 超的注意事项

腹部 B 超需要憋尿，但是怀孕 2 个月以后就不需要了。做 B 超那天最好打扮得易穿脱，方能从容自如。还有啊，前一天和当天少吃产气多的食物，因为超声是靠声波的回声了解内部构造的，肚子里太多气体会妨碍声波的穿透。

（3）B 超对娃有影响吗？

B 超全名是 B 型超声，用的是声波，不是电离电磁辐射。B 超也是各种超声类型里强度最低的，只有几十（mW/cm^2），而对娃产生伤害的最低强度是 720（mW/cm^2），差老远了。至于很多娘亲关心的阴道 B 超，在孕早期做也是安全的，不需要憋尿，还可以提前看到孕囊，测到准确的孕周，判断娃的发育情况。尤其当出现阴道出血、腹痛的时候，要排除宫外孕、葡萄胎、流产等危急情况，阴道 B 超比腹部 B 超更靠谱。

4. 基础体温

很多姑娘从备孕开始就养成了测基础体温的习惯，真棒！坚持下来，不要停。在一个周期内，排卵后体温会升高 0.5℃左右，这个高温会维持 14 天左右。继续测，如果过了 5~10 天，姨妈没来，体温也不降，怀孕的概率非常大。

（二）你是不是怀孕了

回到剧中，我知道你们有个问题一直想问导演："怀孕除了吐，就不能整点儿别的表现？"导演："咳咳，有是有，就是不好演……"

那，浑然天成的孕妇什么样儿？

困啊，真困，不是缺觉那种，是感觉身体被掏空的那种。怀孕后孕酮水平不断上升，就算刚刚怀孕，也比平时高出了好几倍。报告娘娘，就是因为它！可能有姑娘服用过黄体酮，医生都会叮嘱晚上睡觉前再吃，白天不要吃，就是要预防无法抑制的恶心，还有困。比如我身边有一位，平时嗨得不行，半夜都是星星眼，有几天突然不分日夜地找枕头。说不定怀啦，一测，还真是。

乳房胀痛。很多人查出怀孕时一脸匪夷所思，我这几天胸疼啊，跟大姨妈来之前一样儿一样儿的。对喽，有喜之后也这样儿，甚至更加明显。比如更松软丰盈，又胀又疼，对触碰和冷暖特别敏感，乳头乳晕颜色加深。

恶心和吐。演员入职前的必修课，对不对导演？可是啊，真娘亲绝对是用灵魂在表达对某些食物的嫌弃，这些食物有可能还是她孕前的最爱，就是这么神奇。这个不好演！还有对气味敏感至极，可能周围人还没察觉，这边儿就吐上了，常常被误解为任性地想吐就吐，毫无征兆和缘由。比如：“我说哥们儿，你是不是大前天抽烟了？”

大姨妈休假。姨妈推迟1周还没来，可能是旷工，也可能是一声不吭就度假去了，这种情况得验个孕。还有一种情况，在姨妈期左右来了一位冒牌货，非常少量的点滴出血，最好也查一下。因为受精卵得钻被窝呀，幅度大点儿碰到了内膜下的小血管，可能会引起着床期的出血。

白带增多。受精卵已经入了宫，当然要严守宫门了。于是在急速升高的激素作用下，宫颈黏液产量大增且黏稠，不但给再想进来的精子造成巨大阻力，还能形成黏液栓堵住宫颈口，安保指数五颗星。

以上讲述的，就是一位集各种早孕反应于一身的女子。具体到每位娘亲，可能并不会出现这么全这么明显的症状，善哉！

（三）数学这么好，帮我算个预产期呗

得知怀孕的下一秒，就想着掰手指头算预产期的日子了。

应用最广的（包括本书）是以末次月经第一天为起点计算孕周。我知道这听上去很不科学，但受精卵诞生的时间实在难说，人们就想了个辙儿，统一把末次月经来的那天作为孕周第一天，大家都一样，不容易乱。在推算预产期的时候呢，就都用一个公式吧，默默写下末次月经来的日期，然后把月份减3（不够减的就加9），日子加7（完全正确）！来操练一下，比如我最后一次姨妈是2016年7月1日来的，那我的预产期就是2017年（7减3）月（1加7）日，也就是2017年4月8日。是不是很神奇？

如果你深切地记得受精卵的诞生日，那就以当天为起点，往后数38周（266天）就是了，这个方法更科学。

除此之外，还有首次孕吐法、首次胎动法、宫底高度计算法……数学不好的心都累了啊！预产期这个日子，算出来只是让大伙儿有个心理和行动上的准备，按末次月经法那么算，其实只有5%的娘亲在预产期那天生娃，我猜她们顺带着还中了彩票。日子跑偏也莫急莫慌，在预产期前3周或者后2周内生娃都属于正常的。

交代完这些，本导游正式欢迎各位娘娘加入“产科十月游”之团。产检要求每个医院大同小异，基本行程是：孕28

周之前每月一次，孕 28~36 周每两周一次，孕 36 周之后每周一次。与您以往的跟团经验一样，产科游也分一般项目和特色项目。下面友情献上产科十月游攻略，请娘娘们笑纳。

二、第一次产检攻略

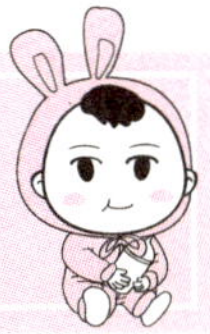

【孕 6~12 周】

特色项目——建档与全面检查

（一）特色项目：建档

这年头，吃饭要占座儿，停车要占车位，买房要占名额，生娃呢，当然要占床位啦。这就是传说中的医院建档。每个医院不一定完全一样，但战略方针大同小异。

建档第一步：得知怀孕就奔向心仪的医院，占个建档坑。

首先你要挂到一个产科号，现在很多医院都实行了全面预约制，打 114、登市民网、上微信平台、到医生诊室等好多方法可选。如果约的时间比较靠后又焦急难耐怎么办呢？可以拼拼人品应聘超级捡漏王。是这样的，约了号不去看病会影响个人信誉，一些医院规定，这种情况超过 3 次就再也不能约号了，所以当有人临时变动来不了，一般都会提前一天或是当天一大早退号。捡漏王，上啊！咦？有个号儿。然后，你就可以左手拿挂号条、右手拿血 / 尿验孕报告来到产科门诊，尽量抑制住嘚瑟的心情跟分诊处护士姐姐说“我要建档”，就会被安排给医生，开一张 B 超单子。医院也讲究眼见为实，B 超确定了宫内有胎心胎芽才会给建档。这时，是孕 6~8 周。做完 B 超证明了娃在宫内活得很好，就可以拿回到产科护士和医生那里，在病历本上盖个大戳，表示“这个坑，我占定了”。医生也会放心地给你开出建档需要的一系列检查，告诉你建档需要的材料，并预约复诊时间，来看检查结果，正式建档。

建档第二步：做全面检查，准备建档材料。

检查包括抽血、尿常规、心电图和 NT（胎儿颈项透明层厚度检测），后有详述。建档材料中，必备的是《母子健康档案》。此档非彼档，《母子健康档案》是医院建档的前提，查出来怀了孕，就可以在孕 6 周之后到街道社区医院办理。去办之前，最好上网或电话查询下目标社区医院办理此档的工作时间，免得白跑一趟。办理当天，需要携带夫妻双方身份证、任意一方户口本（最好是娘亲的，双方都非本地户口，带居住证）、怀孕凭证（验血 / 验尿报告）。有的地方可能要求更多，最好提前问清楚。如果去对时间并且材料带全，十来分钟就能办好，然后你会拿到一本实在说不上好看的小册子。但可别小瞧这本丑册子，往后每次医院产检都得带着，一直到娃出生之后母婴访视、打疫苗、定期体检，全都离不开它，千万别丢了。

建档第三步：建档。这次是真建！

到了约好的那一天，抱着建档材料回去找医生吧。必备的建档材料有全套检查结果、《母子健康档案》，其他材料可能略有不同，得按医院的要求准备。医生审核通过之后，你就获得了象征着霸占之坑的《产科门诊保健手册》。我们这儿叫建档大白本，你们的呢？

说了这么多，我为各位拢了拢整个流程，大概就像这样：

查出怀孕（验尿 / 验血）→奔向心仪的医院挂产科号→做B超看到胎心胎芽→病历本盖上大戳（建档登记），开全套检查单→做全面检查，准备建档材料（到社区医院办理《母子健康档案》）→带着检查结果和建档材料复诊，完成建档。

（二）建档所需的全面检查

全面检查包括一般检查、抽血、尿常规、心电图、NT。

其中，抽血项目包括血型、血常规、肝肾功能、空腹血糖、乙肝艾滋梅毒、甲状腺功能……这些项目怎么看着这么眼熟？娘娘好眼力，正是孕前检查的那一伙。根据指南，如果孕前

6个月内已经查过这些抽血项目，可以不用重复检查。

下面我们捋一遍过程只画重点，详细讲讲新增项目。

1. 一般检查

【体重、血压、胎心宫高腹围、妇科类检查】

新增项目是：胎心、宫高、腹围。

测胎心就是听娃的心跳。孕12周左右，把多普勒听诊仪放在肚皮上，可以在下腹部听到娃欢快的心跳声，像马儿在奔跑，120~160次/分。到了孕18~20周就不需要特殊装备了，用普通的听诊器就能听到。娃的小心脏会跟随不老实的体位而变化，所以需要根据娃的姿势找胎心，比如头朝下就在脐下找，屁股朝下就在脐上找，肩膀朝下就在肚脐周围找。听胎心的时候可能还有一种风吹一样的呼呼声，不是娃在打呼噜，是娘亲肚子里大血管的血流声，和娘亲的脉搏跳动一致，但比娃的心跳频率要慢。如果测得的胎心每分钟没有达到120次或是多于160次，可以间隔20来分钟再听，因为偶尔出现不规律是正常现象，到了孕末期就规律多了。

宫高指的是从耻骨联合到子宫底的长度，腹围是在肚子的最高峰绕场一周测得的周长。等等，耻骨联合是谁？摸一摸上半身和下半身接壤处最中间的骨骼部分，对，就是它，跑不了。但子宫底会跑，随着娃的生长一路向上，在孕早期和孕中期约每周生长1厘米，如果连续两周没有变化需要引起注意。

我们一般用手指的宽度（学名叫横指）来丈量宫高的进化轨迹，丈量结果大致是这样的：

孕期	宫底所在高度
3 个月	耻骨联合上方 2~3 横指（基本摸不出来）
4 个月	耻骨联合与肚脐之间的中点
5 个月	肚脐下方 1~2 横指
6 个月	平肚脐，或者在肚脐上 1 横指（恭喜越过肚脐及格线）
7 个月	肚脐上方 2~3 横指
8 个月	肚脐与剑突之间的中点（剑突就是两胸正中间胸骨的最下端）
9 个月	剑突下 2~3 横指（已然抵到了胃，达到巅峰状态）
10 个月	比 9 个月时略有下降

2. 抽血

【血型、血常规、肝肾功能、空腹血糖、乙肝艾滋梅毒、甲状腺功能】

还是一样的项目，还是一样的空腹，孕前半年内查过的原则上可以免，详情见备孕章节的抽血介绍。

这里主要讲讲血型的故事，因为总是被人忽视。

大家都知道血型分 A 型、B 型、AB 型、O 型，在输血以及判断某人是否招蚊子等领域占据重要地位。但很多人不知道的是，血型对于怀孕也很重要。娃在宫里生长靠的就是娘亲通过脐带不间断地给自己“输血”，那么，娘亲和娃的血型不合怎么办？还真是一个想想都觉得恐怖的问题。

血型，其实是指红细胞表面抗原的类型。A 型血有 A 抗原，B 型血有 B 抗原，AB 型血两种抗原都有，O 型血的外号叫“零型血”，两种抗原都没有。然而造物主自认为是公平的，其实是搞笑的，缺个钥匙孔（抗原），竟然给发了把钥匙（抗体）弥补人家。于是让 A 型血拥有了 B 抗体，B 型血拥有了 A 抗体，AB 型血两种抗体都没有，O 型血既有 A 抗体又有 B 抗体。然后会发生什么呢？当抗原与抗体相见，自然是义无反顾地结合。搁在红细胞身上可没那么浪漫，红细胞一旦结合抱团儿，会启动自杀式爆炸，发生溶血！这就是给 A 型血的

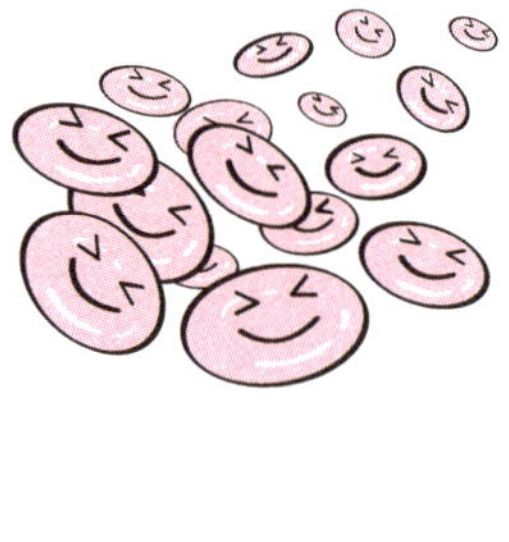

红细胞

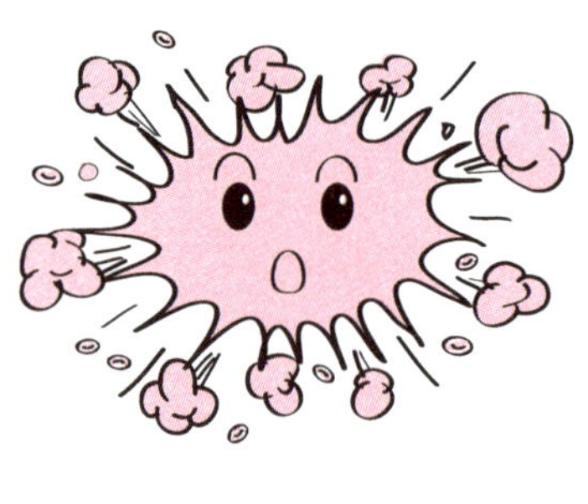

红细胞结团爆炸

人输 B 型血会出人命的原因。

血型	抗原	抗体
A	A	B
B	B	A
AB	A+B	无
O	无	A+B

回到娃和娘亲血型不合的问题上。O 型血的娘亲最容易发生，因为兼备了抗 A 和抗 B 两种抗体，只要娃不是 O 型血，就达成了理论上的不合。嗯，只是理论上。据统计，中国有超过 30% 的孕妇与胎儿存在血型不合，但出现轻度新生儿溶血的只有 10% 左右，情况严重的更是少见。为什么呢？因为胎盘不傻呀。娘亲体内的抗体并不是万箭齐发地冲向娃的抗原，而是被胎盘屏障阻挡住大半。只有当娘亲体内的抗体水平足够高的时候，才有可能引发溶血。那就好办了，对于血型不合可能性高的（比如娘亲 O 型血，爹是 A 型、B 型或 AB 型），可以定期监测血液中抗体水平，医生能在孕期或是娃一出生就及时干预。

除了 A、B、O 型血，红细胞表面还有其他型号的抗原，比如近些年随着“熊猫血”火起来的 Rh 抗原。在中国，绝大多数人都是 Rh 阳性，Rh 阴性几千个人里也没几个。试想，Rh 一阴一阳的两人在命中相见，问了生辰、问了八字、问了性格、问了星座，偏偏没问血型……今后娃发生溶血的概率会因血型不合大大增加，而且Rh溶血的破坏力也比A、B、O溶血猛烈得多。

3. 尿常规

备孕篇讲过啦，此处只画重点：尿常规同血常规一起，都将是每次产检的必查项目。其中，尿蛋白是重要的检测指标，如果测出阳性，提示有妊娠期高血压、肾脏疾病的可能。

4. 心电图

怀孕后心脏的负担大大加重，心电图是检测心脏功能最简单的方法，可以通过放在皮肤上的仪器记录心脏由起搏点到心房再到心室的兴奋传导过程。做心电图不需空腹，不要说话，摘掉手表，收起手机，平静呼吸。至于打印出来的报告，别对那些迷之曲线产生好奇，千万别，丢给医生看就好啦。

5.NT

到这里为止，娘娘们已经窝着火看到了3次“NT”这个词，再不解释一下它是什么，在下就要被拖下去斩了。

查NT其实就是做个B超，只是不看别的，专盯着娃的后脖子看，学名叫作“胎儿颈项透明层厚度检测”。人们发现，在孕$11\sim13^{+6}$周，染色体异常的胎儿脖子后面会因为积水而明显增厚，过了14周积水被吸收就看不到了。所以说，NT一定要在孕$11\sim13^{+6}$周做！算是早孕期的染色体异常筛查。

NT的正常值是<3mm。如果过厚，需要做进一步检查，比如唐氏筛查、羊水穿刺，来判断娃是否存在染色体异常。

三、第二次产检攻略

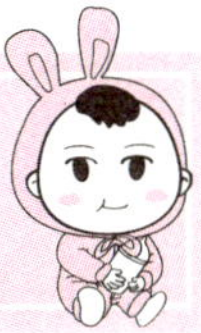

【孕 15~20 周】

特色项目——唐筛

“每次产检都逃不掉”的常规项目——体重、血压、宫高、腹围、胎心、血常规、尿常规。

特色项目：唐筛（唐氏综合征筛查）

遥想当年生物课本，孟德尔是哪位老爷子早就忘了，有张图却能清楚地记到现在。图中的孩子，眼距宽、内眦深、外眼角上斜、手指粗、鼻梁低、舌大外伸……还伴随生长迟缓和智力低下，这个病叫作唐氏综合征（也叫 21- 三体综合征），全班人马一下子就记住了。唐氏综合征是所有染色体疾病中最常见的，占到新生儿染色体病的 90%。叫唐氏综合征，是因为第一个系统描述这个病的医生姓唐（Down）；叫 21- 三体综合征呢，是直接摆明了发病原因——人之初受精卵阶段出了漏洞，本应该有两条的 21 号染色体多出来了一条。

转眼，当年捧着生物课本的小丫头们都要争先恐后地为人母了，想到唐氏综合征不算低的发生率，难免惶恐不安，都翘首期待着孕 15~20 周做唐筛。说到唐筛，有多少人以为是检测血液中某种高端“唐氏分子”的？请举手，我看到你啦！这也是在门诊经常被问到的问题。致力于拆台 20 年的我想说，唐筛才没有那么神奇。

唐筛更像是一个学期的期末考试，最后是把各科成绩凑一块儿算出个加权平均分。所以除了抽血，还要结合娘亲的年龄、超声、孕周等各项指标，将所有数值列在一起后算出风险系数。对的，唐筛的结果表达的是娃患唐氏综合征的风险有多高，并不是确诊，不是确诊，不是确诊！就算没考过，还有补考的机会进一步诊断，这是后话。咱们先说这唐筛怎么考。

科目一是笔试，得汇报翔实的个人信息，包括娘亲的出生年月（真实的，不只是身份证上的）、末次月经时间、体重、是否双胎、异常怀孕史、疾病史、吸烟史等。别小看貌似随便一问的年龄，它可是个硬指标，与唐氏综合征的发生有明显的相关性。为什么超过 35 岁就不再建议做唐筛了，因为单是年龄这一项就足以拉低平均分，不管其他科目成绩有多好，总分都是不及格，何必多扎一针呢。确切的孕周也很重要，鉴于末次月经推算孕周太粗犷，一般要结合B超的结果，通过测量娃的身长（头臀长）或者脑袋大小（双顶径）确定孕周是最靠谱的。然后呢，秉承“娃有多大个儿，血有多高值”的科学思想，将抽血结果跟对应孕周的理论值做对比，对得上那是皆大欢喜，要是对不上，这道题得扣分，风险值也就上去了。

科目二是抽血（2ml左右，不用空腹）。目前并不存在“唐氏分子”之类的独特物质，唐筛测的三项都是大家的老相识，至少听说过——AFP（甲胎蛋白）、HCG、μE3（一种雌激素）。AFP是娃生产的一种糖蛋白，娃长得越大造得越多，但唐氏综合征胎儿没那么能造，母体血液中测得的水平会偏低。HCG怀孕后突飞猛进地升高，但也不会傻升，到了8~10周达到顶峰，之后就开始下降了，但唐氏儿刹不住闸，过了正常峰值还会继续上升。μE3是雌激素的一种，也是娃造的，唐氏儿的生产力弱，所以水平偏低。总结一下，唐筛高风险的抽血结果可能是，AFP低、HCG高、μE3低。

当医生把以上信息都录入系统，会算出来最终成绩，用风险值来表示。风险值的分水岭一般是1∶270，比这个值大（分母变小，比如1∶100），表示高风险；比它小则表示低风险。但你也看到了，唐筛的步骤中很多地方可能出误差，计算总成绩的方法也是基于人群的统计学数据，具体到个人还真不一定准。于是乎，要是没考过，先稳住受惊吓的小心脏，不就是补考嘛，谁怕谁！

补考是必答选择题，可选项目有两种：羊水穿刺和无创DNA。

一听到羊水穿刺，很多娘亲本能地端起“球”就想跑："别想伤害我的娃！”娘娘别跑，你听我讲，羊穿又不是盲穿，虽然是侵入性的检查，可技术发展到这个地步，严格按规矩操作，保证娃的安全这点儿自信还是有的。首先，羊穿在B超可视下5~10分钟就能完成，眼睁睁瞅着针进针出，想扎到

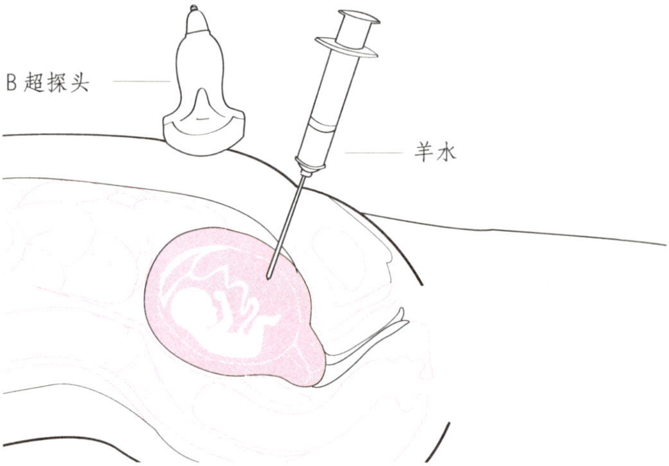

娃和脐带都难。其次，别看羊穿理论上就是在肚皮上戳一针，消毒要比打针严格多了，所有器械都得是变态级的无菌，不能带入一丝污染。最后，羊穿遵循的是弱水三千、只取一瓢的原则，在至少 400ml 的总量中，只抽取 20ml 羊水做检测，这点儿量，多喝点儿水就又造出来啦，不会影响娃的身心健康。羊水作为娃吃喝拉撒睡的环境，已然成了娃的一部分，自然含有娃脱落的细胞，最适合拿来做染色体分析，出来的结果也最确切，最佳检查时间是孕 18~20 周。

无创 DNA 呢，是近年来新兴的技术，算是高端筛查法，亮点当然是“无创”二字。要说有什么不妥，那就是贵，两三千的价格，差不多是唐筛的 10 倍、羊穿的 2 倍。这个检查抽血就行，但是抽的血有点儿多，要 10ml 左右，然后从娘亲的血液中提取出娃的 DNA，就能分析娃的染色体情况了。准确率也很高，可以达到 99% 以上，检测时间更加宽泛，孕 12~26 周都可以测。

四、第三次产检攻略

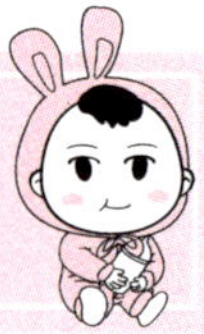

【孕 21~24 周】

特色项目——B 超大排畸

“我们又见面了”的常规项目——体重、血压、宫高、腹围、胎心、血常规、尿常规。

特色项目：B 超大排畸

怀孕 5 个月，娃该长的结构都长齐了。这次 B 超，目的是把娃从上到下、从前到后仔仔细细打量一遍，排除一系列重大畸形，简称大排畸。观测部位有脑袋、脊柱、脖子、眼眶、嘴唇、心脏、胸腔、胃肠、肾脏、膀胱、上下肢骨头关节……一共 20 多项。

然而对于这样 360 度无死角的全景拍摄，娃是毫不知情的，根本指望不上他能跟 B 超机配合，测量过程全凭运气，抓拍。有的娃天生爱动，翻来覆去，一次性就能看到前后左右的所有结构。可惜这样的娃不到总数的 1/3，真心羡慕这些幸运的娘亲。其他大多数呢，得做两次以上 B 超才行，中间听个音乐遛个弯儿，再啃点儿高热量的食物，一般的娃都淡定不了，大多也能跟着动起来。有的娃造型比较独特，比如屁股朝下待着很难看到脊柱，那可苦了娘亲喽，得出 B 超室门右转在沙发上凹造型，什么伏地魔式（胸膝卧位）之类的。要是碰上贪睡的娃啊，一整天都不行，就不给你看，就不给你看，娘亲摊手表示无奈，只能改天再来。没办法，再嫌麻烦也得查，虽然大排畸不是万能的，可不做是万万不能的。

什么，大排畸竟然不是万能的？确实。毕竟超声是通过肚皮穿透到子宫里的，如果肚皮太厚，效果可能会受到不小的影响，娃的图像变得云里雾里甚是迷幻，有的结构就看不清了。B 超也不比大圣的火眼金睛，对于很多隐蔽的细小的异常无能为力，比如耳朵里面构造畸形、复杂性心脏畸形、先天性失明耳聋、没有表现的染色体疾病等。还有一些发育异常抓住了应付考试的精髓，偏偏等大排畸考试通过之后才开始显现，在这一点上，B 超自愧不如算命先生。出于以上无奈，大排畸 B 超能发现 70% 左右的结构异常。但要是不做，连这 70% 都很难发现。

大排畸测的指标有这些：娃的各种长度、娃的器官、娃的生存环境。

1. 娃的各种长度

双顶径（BPD）——就是脑袋左右两侧之间最大的距离，也叫作头部最大横径。有一个神奇的规律，在怀孕 5 个月之后，月数和双顶径的厘米数是差不多一样的，比如怀孕 7 个月双顶径是 7cm，8 个月就是 8cm。根据这个值，还能推算出来娃的体重、预产期。

头围（HC）、腹围（AC）——分别是绕娃的脑袋和肚子一圈的长度，用来评估娃的发育情况。

肱骨长（HL）、股骨长（FL）——分别是娃的胳膊上臂长度和大腿长度。这两个长度也被用来评估娃的个头儿是否正常，以及预算体重。

2. 娃的器官

脑袋：正常情况下娃的脑袋轮廓完整、无脑积水，如果出现缺损、变形则为异常。此外，娃的侧脑室正常在 1cm 以下，如果发生了侧脑室严重增宽，可能是脑积水导致的，还得留心娃有没有脊柱裂，这两种症状经常伴随发生。轻微的增宽可能是因为脑积液有点儿多，大多后期都会被吸收，但需要过两周复查 B 超，看侧脑室是不是还在增宽。

脊柱：正常情况下脊柱是连续的，常见的异常是脊柱裂。

在孕 8~9 周的时候，脊柱开始骨化，左右两半椎弓融合才能形成一节节完整的脊椎，就像拉拉链一样严丝合缝。如果对接出现了问题，想象一下卡壳儿的拉链，拉着拉着中间就裂开了，这就是脊柱裂。B 超下会显示某段脊柱两行的间距变宽，或是形成了 V 形、W 形。

心脏：正常的心脏是两室两厅——左右心房、左右心室，B 超单上叫作四腔心。孕 4 个月之后，娃的心脏血管就发育得差不多了，高质量的 B 超可以看出比较明显的心脏畸形。

肾脏：肾脏一栏有时会写着“肾盂分离”，不一定就是异常的。肾盂，是肾脏连接输尿管的大门，生理情况下也会出现稍许分离，比如，在娃憋尿的时候。生理性的肾盂分离一般不超过 10mm，发现之后可以过一段时间等娃解决了个人问题再复查，所以不必太担心。

唇、腭：常见的异常就是唇腭裂了，原因并不是非常确切，可能与怀孕 3 个月内的病毒攻击、叶酸缺乏、吸烟饮酒、遗传等因素有关。

3. 娃的生存环境

胎位：胎位指娃在宫内的姿势，用先露部分与骨盆的位置关系表示。先露嘛，就是“如果现在就生，娃的哪部分会先露出来”的缩写，说白了就是哪儿朝下，比如胎位头位就是脑袋朝下。有的医院更复杂，要求讲明三个问题：第一，娃的先露部位在骨盆左边（L）还是右边（R）；第二，先露出来的是什么，后脑勺（O）、屁股（S）、脸（M）还是肩（Sc）；第三，先露部位在骨盆的前面（A）、后面（P）还是横着（T）。画上钩拼在一起就能得出B超单上炫酷的方位代码了。举个例子，娃后脑勺朝下待在骨盆的左前方，翻译过来就是LOA。拿出你的B超单试一下吧！

羊水指数：将子宫分成4个区，左上、左下、右上和右下，分别测量4个区的羊水深度，然后相加，得出来的就是羊水指数。羊水指数的正常值是8~18cm，过多、过少都可能对娃有影响。

胎盘：主要是看胎盘附着在子宫壁的什么位置，位于前壁、后壁都是正常的。有的娘亲看到胎盘前壁以为是胎盘前置，吓得不得了。这俩的区别可大了，胎盘前置是指孕晚期的时候胎盘离宫颈口太近甚至盖住了宫颈口，容易引起出血，比较危险。孕中期发现的前置不太算数，因为子宫还在增大，胎盘会随着宫体上移，说不定移着移着就变成了正常位置的胎盘。

脐带：正常的脐带是漂浮在羊水中的，如果娃的颈部看到了血流信号，可能是脐带绕颈了。怎么好好的脐带就绕脖子上了呢？娃也觉得匪夷所思。在宫里无聊得要长毛，除了咬手指头、抠脚丫子，唯一能玩儿的就是脐带了。结果呢，撩着撩着就挂脖子上了，揪着脐带转个圈儿就挂脖子上了，有时候只是睡觉翻个身醒来就被绕住了啊，宝宝心里才苦呢……好在靠机缘绕上去的，也可能靠巧合解下来，就算解不下来，一般难度的脐带绕颈其实对娃造不成什么威胁，因为大多只是松松垮垮搭在脖子上，不会很紧，监测着娃的动态指标就好，到时候是顺产还是剖宫，还得具体分析。

脐动脉（S/D）：是脐动脉的收缩压与舒张压的比值，反映出胎盘给娃供血的功能。S/D 值在整个孕期是不断变化的，随着孕周增长，胎盘变得越来越大，血管阻力随之减小，S/D 值也会下降。大排畸时期的 S/D 值一般不超过 4，到了足月时会降到 3 以下。

五、第四次产检攻略

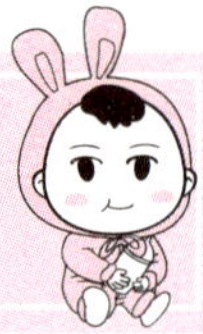

【孕 25~28 周】

特色项目——妊娠期糖尿病筛查

“就杵这儿哪也不去”的常规项目——体重、血压、宫高、腹围、胎心、血常规、尿常规。

特色项目：妊娠期糖尿病筛查

平日里八竿子打不着的病，怀孕后可能会天降奇兵似的突然发生，就比如这次产检要重点筛查的糖尿病。说来也奇怪，家里没有糖尿病史，娘亲本人也年纪轻轻身体倍儿棒，怎么会和糖尿病扯上关系？就是因为怀了孕。

怀孕到了中晚期，娘亲体内的各种激素产量大增（雌孕激素、胎盘生乳素、皮质醇等），为娃的到来做最后的战斗准备。没想到，激素之间也存在利害关系，这一伙激素多了，会对胰岛素产生抑制作用。胰岛素大家都熟，是位孤军奋战的勇士，人体全身上下几百号激素里面，有且只有它一个可以降低血糖。如今被抑制了，想要发挥正常功能，只能招兵买马，唤来更多的胰岛素才行。然而这种又急又重的活哪儿那么容易完成，一些娘亲实在分泌不了这么多胰岛素来降糖，就会导致血糖升高，出现妊娠期糖尿病。妊娠期糖尿病可能会导致畸形、流产、感染、娃体形巨大、羊水过多，对娃和娘亲都很不利。好在，及时发现积极治疗，等娃顺利出生之后，体内的激素由疯癫状态回归到正常水平，绝大多数的妊娠期糖尿病都能恢复。

所以说，这次产检做糖筛是万万免不了的。

妊娠糖尿病筛查一开始被简称为“糖筛”，后来发现太容易跟“唐筛”搞混了，就被娘亲们改口叫作“喝糖水”。我猜你们大概知道要怎么查了。喝糖水的目的就是要测试胰岛素“见招拆招”的能力，能把猛然升高的血糖稳住并降回正常水平才算是真本事。

要想糖尿病筛查顺利通过，检查前一天尤为重要。饮食保持正常才能反映真实水平，如果平时吃甜食并不多，这天可别兴致大发地突然改变觅食策略，吃太多的甜食。晚上 10 点之后禁食、禁水，安心睡觉，第二天起床后也悠着点儿，不能吃也不能喝，直奔医院。

到了窗口，你会取到 50g 糖和 200ml 水，把所有糖倒入水中彻底溶解，然后，干了这杯齁甜的糖水吧壮士！ 5 分钟之内要喝完，还不能晃洒了，不然还得改天再来喝。从入口的那一刻开始计时，1 个小时之后抽血测血糖。结果低于 7.8mmol/L 算是考试合格，血糖值≥ 7.8mmol/L 的需要加试，加试项目叫作葡萄糖耐量试验（OGTT）——要喝更多的糖、抽更多的血。

话说，最新的国际指南提倡跳过筛查（50g 糖）直接进行 OGTT（75g 糖），很多医院都改成了这个模式。

做 OGTT 前的要求还是一样正常饮食，化验前至少禁食、禁水 8 个小时。当天来到医院，要趁着空腹先抽血，也就是测空腹血糖。之后还是喝糖水，这次的更齁，是 300ml 含 75g 糖的水，同样 5 分钟内干掉。入口开始计时，分别在刚喝完、1 小时后和 2 小时后抽血（总共抽 3 次血，这加试有点儿狠）。空腹（Glu 0）、1 小时（Glu 1）、2 小时（Glu 2）血糖的正常值应该分别 <5.1mmol/L、10.0mmol/L、8.5mmol/L，这三个值任何一个不正常，就算加试没及格，孕期恐怕要多个称号了，叫“糖娘娘”。

很多获此封号的娘娘立马就不淡定了，紧张地询问该吃什么药，还买了血糖仪在家天天测。其实不必太担心，大多数糖娘娘通过良好的自我管理，都能很好地控制血糖。自我管理主要包括两方面，一是饮食，二是运动。

饮食方面，控制碳水化合物的摄入是最主要的，尽量选择升糖指数（GI）低的食物，也就是消化时间长、吸收慢的那种，使血糖不会飞速上升，比如粗粮、豆类、牛奶都是棒棒的，那些非自然糖类制作的饮料、点心尽量割爱拒绝吧。蔬菜可以敞开怀抱吃，选择优质蛋白适量摄入。还有一点需要着重强调，水果虽好，可不要贪吃哦，它们含再多的维生素，也掩盖不住含糖量高的事实。此外还建议把一天的饭掰开来，少食多餐，每餐不要吃太饱，血糖自然不会升太高。

说到运动，怀孕禁忌里可没有这一项，怀了孕就卧床休息反而会卧出问题，尤其是糖娘娘们，一定要动起来。剧烈的运动当然不再推荐，散步总可以吧，每天散步 1 小时应该不难做到。或者做瑜伽，不是太高难度的动作一般也都是安全的。最后啰唆一句，贵在坚持才有效。

糖娘娘们调整了饮食，坚持了运动，努力成为血糖合格、体重合格、娃发育合格的三好娘娘。如果尽了力还是控制不住血糖，可能就得药物出马帮助降血糖了，医生一定会选用对娃安全的药物，这点尽可放心。

六、第五次产检攻略

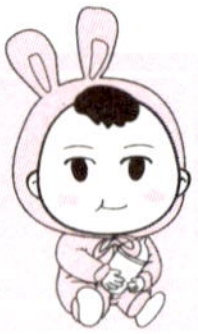

【孕 29~30 周】

特色项目：小排畸 B 超、教你数胎动

“台风也刮不走”的常规项目——体重、血压、宫高、腹围、胎心、血常规、尿常规。

（一）特色项目 1——小排畸 B 超

晋级到孕晚期，产检也跟着频繁了起来，28 周起每 2 周产检一次，36 周后每 1 周产检一次。

第五次产检我们约在孕 30 周左右，特色项目是小排畸 B 超。经过上次大排畸的凌虐，我相信很多娘亲从内心深处是拒绝的："做完大排做小排，搞什么鬼……"

娘娘莫怪，在大排畸栏目咱们说过，娃的有些畸形是在发育过程中逐渐表现出来的，要让一些发育异常躲得过初一躲不过十五，小排畸起到重要的追击和补漏作用，比如心脏畸形。再有，娃的宫内发育迟缓常常在这个时期发生，若是"糖娃"，体重超标也会在这时开始显现，做 B 超有利于及时监测宫内生长情况。

指标还是三方面：娃的各种长度、娃的生存环境、娃的重要器官。拿到报告先试着自行感悟一下，如果还是把持不住内心的迷茫，那咱自习 10 分钟，翻回到大排畸章节，重温一遍与娃斗智斗勇的战果。

（二）特色项目 2——数胎动

孕 24 周之后，娃折腾得越来越欢实，传给娘亲的切身感受就是明显的胎动啦。数胎动是最经济实惠的胎儿状态监测方法，但并不建议太早记录胎动，30 周左右开始数就可以。

正常胎动是每天 30~40 次。健康的娃睡眠周期只有 20~40 分钟，就算贪睡，一般也不会超过 90 分钟，想要监测娃的动态，跟随娃的作息度日可不是办法，用不了几天就神经衰弱了。科学的方法总是善解人意，建议娘亲每天早、中、晚各数 1 次，每次 1 小时，把胎动次数记录下来。每小时胎动 3~5 次表示娃的情况良好；如果 1 小时胎动少于 3 次，需要接着再数 1 个小时，仍然少于 3 次的话，最好尽快到医院检查。虽然大多数娘亲看到胎心监护、B 超结果会虚惊一场，但胎动次数明显减少着实要小心，可能是娃的睡眠质量提高了，但也可能是娃的生存出现了危机，比如宫内缺氧、脐带绕颈、胎盘血流减少等。

想必娘亲们还有个问题：娃一直在动，算几次胎动？答，娃只是想跳满一首歌的时间，一支舞只能算一次胎动。至于中场休息多久才能算下一次，并没有严格规定，怎么也得隔个几分钟吧，不然艺术家会累坏的。

此外，外界环境冲击也会让娃烦躁不安，本来宫里就憋屈，蜷着身子都嫌地儿小，外面再吵吵嚷嚷，电闪雷鸣似的，搁谁不烦？胎动可能由此突然加剧，1 小时甚至超过 20 次。带球跑的娘亲们也要考虑球的感受，尽量避免到人多嘈杂的环境中去，同时也降低了意外发生的风险，对吧？

七、第六次产检攻略

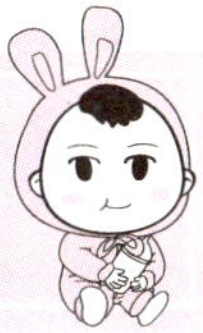

【孕 31~32 周】

特色项目：妊娠高血压综合征筛查

“雷打不动”的常规项目——体重、血压、宫高、腹围、胎心、血常规、尿常规。

特色项目：妊娠高血压综合征筛查

1. 不明觉厉的妊高征

除了糖尿病，另一个扑朔迷离的孕期“老年病”就是高血压。没有一点点防备它就那样出现，要说高危因素，竟有“第一次生孩子（初产妇）”这条，找谁说理去？妊娠期高血压也不像老年期的那样慢性，势头相当凶猛，袭击的是全身小血管。这招狠啊，意味着所有带血管的器官都逃不掉。等等，有不带血管的器官吗？正因为妊娠期高血压出现得“任性”、危害得“尽兴”，产检时绝对不能放过。

“妊高征”是妊娠期高血压综合征的简称，包括由高血压引起的一系列症状，一般从孕 20 周之后开始显现，32 周之后是高发期。妊高征按照严重程度分为三级：妊娠期高血压、子痫前期、子痫。

【杜小溪，说人话！子痫是啥？

嗻！禀报娘娘，子痫的意思是“因为怀孩子引起的癫痫”。妊高征严重到一定程度的时候，全身小血管都被袭击而痉挛，身体因此发生抽搐。

名字起得还怪别致……退下吧。】

臣不退，臣要接着讲。

妊高征的第一级是单纯的血压升高。除了血压增高到 140/90mmHg 以上，没有别的明显症状，尿常规查尿蛋白是阴性的。

第二级是子痫前期，开始威胁到器官。首当其冲的是血流极为“丰富”的肾脏，尿蛋白随之出现阳性，水肿也从脚往上开始发生，一按一个坑的那种。遇袭的器官还可能有肺、脑、心、肝，哪儿血管多哪儿吃亏。

第三级是子痫，在子痫前期的基础上出现抽搐。在子痫阶段，全身小血管“沦陷”而发生抽搐甚至昏迷，各个重要器官都有衰竭的危险。

2. 有哪些检查要做？

其实，通过每次产检雷打不动的常规项目是血压、尿常规，医生已经默默监视妊高征很久了。过了 32 周是妊高征的高发期，医生们盯得更紧了些，检查项目会根据需要有所增加，比如血液浓缩、凝血功能异常可能预示着子痫前期；肝功、肾功、心电图可以评估肝、肾、心这三个重要器官的功能；视网膜小动脉为全身小动脉代言，做个眼底检查可以窥一斑而知全貌。

3. 怎样对待妊高征？

妊高征的严重等级不同，对敌方针也不一样。

在单纯血压高的阶段，最有效的对策是全身心地投入——休息！站着血压高，那就卧倒好了，躺下能有效减少心血管的压力，姿势以左侧卧位最好，可以减轻子宫对主干大血管（腹主动脉、下腔静脉）的压迫。建议每天保证 10 小时以上的睡眠，其他时间能卧着就尽量不竖着，听起来让人感到有点儿幸福的要求呢。住院在这个阶段也不是必要的。

到了子痫前期，蛋白尿出现，其他器官功能可能也受到了影响，就要住院治疗了，得降压、镇静、防抽搐，随时应对突发情况。既然交给了医生，就乖乖听医生的吧，配合的同时仍然是休息最重要，上升到严格卧床的要求。

如果病情太重，飙升的血压如野马一般放肆，医生会建议“适时终止妊娠”，虽然不是在最好的时间、最好的地点来到这个世界，但于娃、于娘都是最安全的选择。

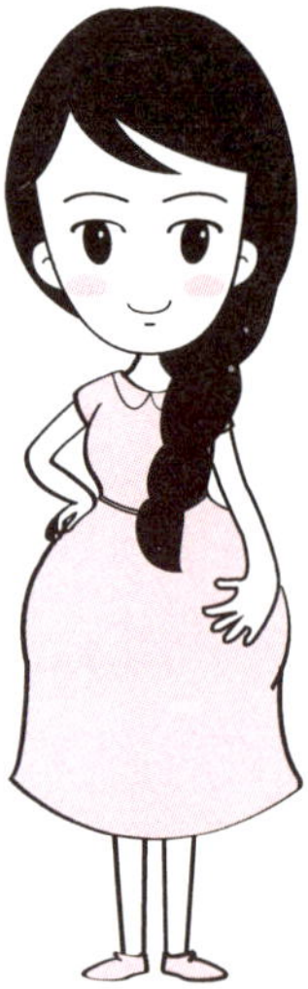

八、第七次产检攻略

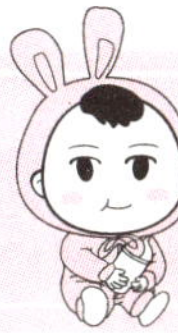

【孕 33~34 周】

特色项目：胎心监护、B 超

“是我是我还是我”牌常规项目——体重、血压、宫高、腹围、胎心、血常规、尿常规。

特色项目：胎心监护

最能代表娃生命力强劲的标志，当然是扑通扑通的小心跳啦。很多医院从孕 34 周开始，每次产检都会做这个新增项目——胎心监护，如果娘亲属于高危型（妊高征、糖尿病、有不良孕产史、羊水偏少、娃生长受限等），开始的时间会提前到 32 周左右。

做胎心监护前需要先把娃叫醒，可以轻轻摇晃肚子或者吃点儿娃禁不住诱惑的食物，有说巧克力管用的，有说包子好使的，亲妈们投娃所好吧！排队轮到自己后，娘亲的肚皮会被绑上两个探头，一个对应娃的胸背部，能最清楚地测到娃的心率；另一个在宫底下方大概 3 横指处，用来测宫内的压力，反映宫缩情况。娘亲以半卧位或者侧躺位摆出一个最舒服的造型，待 20 分钟。你会看到身旁的机器开始慢悠悠地吐出两条曲线，一条表示娃的心率，一条表示宫腔的压力。

正常情况下，娃的心率是 120~160bpm，会随着时间上下波动，而不是直线一条。

当胎动出现的时候，娃的心率会上升，胎动结束后心率下降，在曲线上形成一个凸起。如果在胎心监护的 20 分钟内出现 3 次以上心率加速，每次形成的凸起高于 15bpm、持续时间超过 15 秒，表示娃的状态很好［医生的官方语言叫作无应激试验（NST）有反应］。不达标的话，首先得考虑娃是不是又睡着了，只能残忍地叫醒，再做 20 分钟甚至更久。若是结果仍然异常，先别过于担心，还有进一步的检查，比如 B 超、宫缩应激试验（CST）等。

当宫缩出现的时候，娃的心率也会上升。因为子宫收缩时胎盘发生了一过性缺氧，健康的娃应对策略就是增加心率，这叫胎儿的储备能力。如果宫缩时娃的心率不升反降，医生需要根据心率线和宫腔压力线的对应关系分析原因，是胎盘功能不良、娃缺氧还是脐带受压，再做下一步诊断处理。上面提到的 CST 就是这个原理，为了测试娃的储备能力，娘亲没有宫缩也可以用药或者刺激乳头诱发宫缩，然后观察娃的心率变化，希望不要出现明显的下降。

从下次产检开始，胎心监护将作为常规项目的新成员，出现在每次产检中。常规项目升级到 2.0 版本，大家鼓掌欢迎！

九、第八次产检攻略

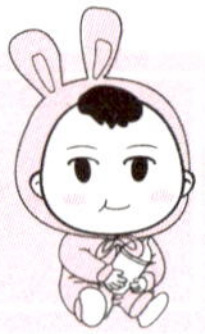

【孕 35~36 周】

特色项目：阴拭子、内检（确定娃的出生方式）

常规项目 2.0——体重、血压、宫高、腹围、血常规、尿常规、胎心监护。

特色项目：确定娃的出生方式

是生还是剖，这是个问题。赶在足月前的这次产检，需要把“如何生”这件大事儿给初步定下来，评估娘亲是否满足阴道顺产的条件。

1. 阴拭子

阴道是娃自然分娩的必经之路，关乎性命，容不得拦道作恶的危险细菌出现。要排除这些恐怖分子，需要做阴拭子检查。

“阴拭子”对于很多娘亲来说又是个陌生词，有未知的存在，就会伴随无穷的想象：会不会很疼？会不会对娃有影响？会不会做了之后早产……快，收紧你的脑洞！阴拭子可以理解为简约版的阴道分泌物检查，鸭嘴窥阴器都派不上用场，只需要用无菌的小棉棒伸入阴道取一点白带出来，送检进行培养，整个过程不超过 3 分钟，几乎不会出现不适的感觉。送检培养的分泌物大约 1 周出结果，正常值是阴性，表示没有致病菌生长；如果结果显示感染严重，或许只能选择剖宫产了。

2. 内检

“听说，狭路相逢勇者胜？”娃头朝宫门口，撸了撸胳膊踌躇满志。娘娘快拦着殿下！出宫的这条路啊，要是“狭”到了一定境界，娃再“勇”都没有用。为什么呢？出宫的产道由内部软组织和外部实木框架，哦不，骨骼框架搭建而成，虽然柔软的宫颈、阴道貌似能逆天地无限扩张，但骨盆在生娃的过程中几乎是没有变化的啊。如果骨盆出入口的尺寸和娃的体形不匹配，娃眼瞅着一片光明地向前拱，竟然被尴尬地卡——卡——卡住了……10 个月的小脑门怎么跟娘亲几十年的硬骨盆 PK 呢？娃卡在那里很可能会因为长时间窒息而出现生命危险！

提前查探路况成了生娃前的重要环节。遥想没怀孕时，检查骨头主要靠拍片儿，现在可不成，虽然有 X 射线、CT、MRI 可供选择，但射线早就被各位娘亲打入冷宫，还排在了抵制榜的榜首，我相信面前的你就不会选择这些方法。怎么办呢？只能交给医生饱含经验的双手检查了，别无他法，还请娘娘们忍耐莫尴尬。

内检时还是老姿势，铺上一次性单，脱去一边裤腿上检查床。医生戴消毒手套，手指伸入阴道内检查：子宫的大小、位置、软硬度，宫颈的成熟度，骨盆的一些重要径线（对角径、前后径、坐骨棘间径）。但这并不是全部，很多时候肛门指检也是必要的，可以了解娃脑袋下降的情况、骨盆最窄处宽度、出口宽度等。了解了娘亲骨盆的数据，再结合 B 超测得的娃的体形，就能大概了解娃出宫的难易程度了。

然而，时代在发展，人也越来越大胆。有人说，产道合不合身只有娃知道，咱们测的不算数，娃的脑袋才是最好的测量仪，提倡给予每位娘亲试产的机会！道理是个好道理，但前提是医院的医疗设施齐全、实力过硬哦，能在你实在生不出来时分分钟改成剖宫产。

十、第九次产检攻略

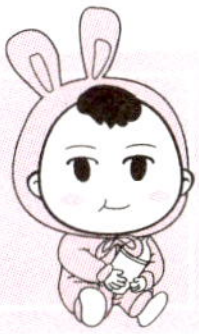

【孕 37 周】

特色项目：宫颈检查、B 超、抽血（随时准备生）

常规项目 2.0——体重、血压、宫高、腹围、血常规、尿常规、胎心监护。

卸货，请注意；卸货，请注意。到了 37 周娃就算是足月了，产检变为每周 1 次，娘亲也随时随地可能出现临产的征兆。然而从“感觉自己要生了”到真正临产，往往还相差好多天，搞得娘亲心神不安。这次产检，除了要确定娘亲与娃是否安好，还要预测分娩时间，来安抚娘亲这颗忐忑的心。

（一）特色项目 1——宫颈成熟度检查

马上都要为人母了，还会有器官没发育成熟？娘娘您误会了。宫颈成熟度，指的是宫颈为了娃顺利出宫而变软、缩短、扩张的程度，通过阴道检查、肛门指检、B 超检查来给宫颈打分（Bishop 评分），得分越高表示宫颈越成熟。各就各位，打分开始：

1. 胎先露位置（共 3 分）

娃一般都是脑袋先出来，咱们就以头先露为例。足月后娃的脑袋会下降到骨盆中，娘亲终于脱离了被娃顶着肺的日子，顿觉轻松畅快。脑袋虽然通过了骨盆入口，但面临的最大挑战是骨盆通道最狭窄的地方——坐骨棘，这也是医生最重视的径线。通过内检，医生能摸到胎头距离坐骨棘还有多远，离得越近得分越高，如果已经通过了坐骨棘，该项能得满分 3 分。

2. 宫颈硬度和宫口位置（共 4 分）

宫颈变软、宫口靠前为好，能各得 2 分。中等水平各得 1 分。宫颈依然硬邦邦、宫口靠后的话，1 分都得不着。

3. 宫口开大（共 3 分）

娃要出宫啦，一直紧闭的宫门也终于要打开了，只是开得十分缓慢。临产后十来个小时宫口才扩张 3 指左右，进入活跃期会加快开门速度，几个小时内开到 10 指。说回到宫颈考核，宫口闭合得 0 分，3 指以内得 1 分，3~4 指得 2 分，超过 5 指得满分 3 分。

4. 宫颈管消退（共 3 分）

作为通向宫口的狭窄走廊，宫颈管就显得有些碍事了，会被肌纤维牵拉改变形状、缩短消失，子宫出口随即变得宽阔无比。具体到评分，宫颈管消退 30% 以下不得分，消退越多得分越高，80% 以上可以得 3 分满分。

检查完毕，将以上四项的得分相加，>10 分说明宫颈已然成熟，与娃相见指日甚至指时可待啦。宫颈不够成熟的娘亲可以安心回家待产，优雅地洗个小澡，准备个待产包，发个呆想想给娃起什么名儿也是好的。

（二）特色项目 2——B 超、抽血

最后再看一次娃在宫内的样子吧，然后他（她）就要来到这个世界了！这常规的最后一次 B 超，要观察娃的发育情况、娃的生存环境，还有娃的出场姿势。

各种长度中双顶径尤为重要，是娃脑袋的最大横径。一般认为双顶径 >8.5cm 表示娃长熟了，平均值大约是 9.3cm。此外还要看胎盘的成熟度。娃和胎盘一直同呼吸共命运，如果胎盘成熟度比较高，娃的体质发展得应该也不赖。B 超根据形态给胎盘分级，Ⅰ级表示刚开始成熟，Ⅱ级表示趋于成熟，Ⅲ

级则表示完全成熟，出现明显的胎盘小叶。但Ⅲ级出现得一般比较晚，平均要到 38 周之后。

脐动脉 S/D 值到了孕末期依然是个优秀的观测指标，反映娃的生存状况，表示胎盘给娃供血的功能。S/D 值在整个孕期是不断变化的，随着孕周增长，胎盘变得越来越大，血管阻力随之减小，S/D 值也会下降，足月时正常值应该 <3。

至于娃的出场姿势，这次看到的应该是最终版本了，希望不要出现什么炫目的变化。最佳姿势当数头朝下、胸抱臂的低调沉稳态，胎头最好与骨盆衔接，就像宇宙空间站对接成功，才能顺利启动所有程序，强有力地促进宫缩帮助自己来到地球。如果娃准备以其他迷人的姿势出场，医生也会根据 B 超结果做出分娩和应急方案。

抽血大家都很熟练了，到了冲刺关头，需要最后确认娘亲的肝肾功能、凝血功能等身体机能良好，以防万一。

CHAPTER 4

第 四 章

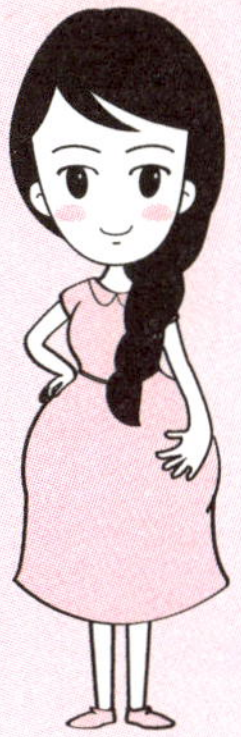

问题篇：

关爱娃，更关心你

一、孕吐

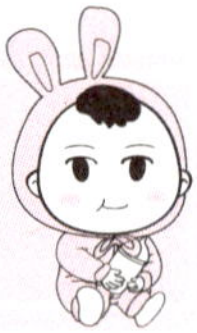

有一个女子，不坐车也晕车，她可能是怀孕啦；有一个汉子，觅食稀奇古怪，他媳妇怀孕了吧？啊～啊～啊啊啊，这是个孕妇啊！啊～啊～啊啊啊啊，孕吐该怎么破呀？停。后面的就不唱了，免得娘娘们又晕车。

开始全新的一章，着重关怀娘亲们的各种遭遇的和在乎的问题。民以食为天，开篇就讲孕吐吧。

1. 孕吐的原因

按理说，从一个人变成了两个，不该进化得更能吃吗，怎么还让人往外吐呢？很可能是激素水平升高产生的漏洞。孕早期的激素升高是娃扎根发芽所必需的，比如隔天翻倍轻松过万的 HCG、超过几十的孕激素等，就像平时吃药会出现副作用一样，娘亲不得不面对这剂“天然猛药”带来的副作用——

孕吐。还有人从人类进化史上找原因，称孕早期是娃最容易致畸的敏感时期，祖先就遗传下来了“闻味识危险”的玄妙能力——再过来，再过来我就吐给你看！不管是什么原理，当怀孕超过 3 个月，激素升到了平台期保持稳定，甚至还会下降，大部分娘亲的身体也就适应了这个内环境，食欲王者归来、突飞猛进。

2. 孕吐越重娃越健康？

也许是为了安慰吐得七荤八素的孕妇，有言论开始夸奖孕吐得好，比如吐得越严重胚胎越健康，导致反应不强的娘亲担心起宝宝的安危，盼望这喜能害得更猛烈些；狂吐不止的娘亲忘我地咬牙坚持，好像每一次孕吐都是娃傲娇生长的反馈似的。从激素的角度解释貌似有些道理，但并不绝对。还拿药来打比方，副作用越大的药不一定就越好，没有副作用的药也不能说人家药效微弱，对吧？毕竟表现是因人而异的。

3. 当心妊娠剧吐

最担心的是吐得虚脱还强忍的娘亲。妊娠剧吐是病，得治。什么程度算是剧吐？当威胁到娘亲生命体征的时候。频繁呕吐伴随长时间的滴水不进、一餐不沾，机体会脱水，电解质紊乱，新陈代谢障碍，出现尿量减少、面色苍白、脉搏细数、萎靡嗜睡甚至血压下降。一旦发现这些变化就要及时去医院，输液补充水分、电解质和维生素。如果硬挺着不去管它，后果可能是致命的，比如维生素 B_1 严重缺乏导致的 Wernicke 综合征，不治疗的话死亡率高达 50%；维生素 K 严重缺乏会导致全身的凝血障碍，身体各处自发性出血；严重水和电解质紊乱，会导致急性肾衰竭……真不是吓唬人的。

4. 跟孕吐私了的方法

孕吐在可承受的范围之内（没有出现以上症状）不需要去医院，那就私了吧。但私了并不意味着要独自战斗，至少要拉上一个躲不掉的队友——娃他爹。如果连他都无法理解你的痛苦，认为孕吐纯属心理作用是可以控制的，拉出去杖打四十没用，带他去科技馆吧，体验一天做宇航员天旋地转的感觉，应该就能同甘共苦啦。组队完毕谈任务，到底怎么对付孕吐？

要我说就一招——想方设法哄自己高兴。听起来像是个美差，但谁知道现在被附了体似的自己是什么口味爱好呢，有的娘亲怀孕好几次了回回不一样，都得重新摸索。怎么摸？先列个嫌弃排行榜吧，把想起来就要吐、闻到就想吐、吃进去立马吐的食物都列下来，脑子里记一份，平时多多留意，吃不起咱躲得起。也复制粘贴给家人，标签名称就叫“别惹我，我会吐”。对了，发现新的吐点随时补充，就算里面包括“不洗澡的老公”，也别不好意思，从科技馆出来的他会理解的。然后是列喜欢的食物排行榜，可以去超市横扫货架过滤出自己感兴趣的，也可以让娃他爹挨个儿呈上娘娘平日里的心头爱，说不定有残存的几样依旧喜欢。评选结果出来后交给你家掌勺大人，如果是零食类，可以多备点儿放在身边，时不时故意让自己高兴一下，胃也就忘了折腾了。

孕吐这么重大的人生难题，科学界就没点儿作为？有，还出了指南。“孕期恶心呕吐指南”认为，怀孕前 3 个月摄取标准推荐量的维生素可降低孕期恶心呕吐的严重程度，维生素 B_6 的治疗效果一级棒，姜也很好。等等，娘娘认真严肃地看着国际指南，竟然推荐吃姜？没错，他们还认真严肃地研究了分子机制和病例对照呢。科学界力挺的国际姜，娘娘不妨试试？

5. 孕吐会不会影响娃？

最后还离不开你们担心的娃的营养问题。怀孕早期因为孕吐，很多娘亲的体重不增反降，饮食也顾不上均衡搭配，生怕拉低了娃的起跑线。其实一般程度的孕吐很难对娃造成影响，娘亲吃不下饭饿肚子时，娃可以安然地从你的身体储备中汲取营养。孕早期娃还没有拇指大，依靠储备足够用啦。所以还是那一条，对抗孕吐，先把自己哄高兴了最重要，人生本就已经艰难，想吃点儿啥就吃吧，暂时不用强求每一天的膳食均衡配比，能一周内把食物种类吃齐个大概就了不起啦。不过，孕吐期扛过去之后饮食务必恢复健康哦，我代表月亮瞅着你。

二、出血

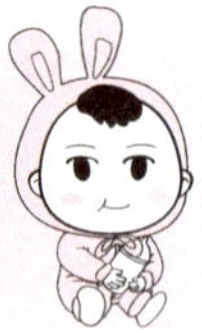

如果说孕吐是折磨人的小妖精，那么出血一定是恐吓人的老妖婆。在被血渍惊吓到肺尖堵住嗓子眼之前，娘娘先判断一个问题，出血是来自阴道吗？因为如果来自痔疮，那便是虚惊一场，小的就退下了。阴道出血也不一定就可怕，但需要及时就医。

1. 着床期出血

刚刚怀孕时可能会出血，量很少，颜色淡，可能只是娃在着床。受精卵形成 1 周左右，会一边滚一边分裂地到达宫腔，准备着床进被窝。这时受精卵必须分泌溶解酶，来溶解子宫内膜细胞、间质和血管，才能把自己完全埋进子宫内膜中，美美地睡下。这么一个掀被子的过程可能会引起少量出血，需要做个 B 超确定娃已入宫，别是安扎在了宫外（排除宫外孕）。

2. 先兆流产

需要注意的是伴着腹痛的出血，可能预兆着娘娘们最担心的流产（先兆流产），得及时去医院。先兆流产出血一般是暗红色或是血性的白带，还会阵发性出现下腹疼或是腰背疼，但没有妊娠物从阴道排出。这种情况卧床休息，认真治疗，等出血慢慢停止，娃也就平安无事啦。

3. 判断娃安危的方法

怎么判断娃是不是安好呢？要看娃自己的表现——HCG 和 B 超。HCG 是娃自己分泌的，怀孕之后隔天翻倍地噌噌往上涨，孕 8~10 周升到顶峰。因此，发生出血，在治疗期间监测 HCG 的值，若在按正常轨迹上升，说明娃在很努力地生长呢，娘娘放心。B 超是娃的出场秀，能最直观地看到娃的位置、状态和生存环境，所以发现出血要做 B 超，明确娃是否在宫内，活得好不好。

4. 你的孕酮值真的低吗？

有娘娘说我落下了孕酮，这就说。抽血查的孕酮并不是娃自身的表现，而是母体造出来供给娃，是种间接反映，用于辅助判断的。所以不建议拿着孕酮值跟别的娘亲比，差几个数就担心得不得了更是不可取，娃只要活得好就行。此外，孕酮也不是反映治疗效果的良好指标，你想呀，保胎吃的药、打的针主要都是黄体酮，和孕酮是一回事儿，在身体里转一圈抽血就能查到了，并不能说明被娃用了多少，反而掩盖了真实情况。

5. 出血怎么治?

先兆流产保胎除了要严格休息，治疗主要用孕激素。

“孕激素”是个大统称，包括人体分泌的和药厂制造的、天然的与合成的。“孕酮”和“黄体酮”都是天然孕激素，算是一回事儿，只是习惯性把体内分泌的叫孕酮。保胎当然得用天然孕激素啦，通常用的药有“地屈孕酮”和“黄体酮”两种，它俩的化学结构只有一键之差，但地屈孕酮对子宫内膜的作用更强，在体内的水平也更稳定。要交代的差不多就这些。

用药的方法首选口服，也可以打黄体酮针或者阴道用药（阴道出血期间慎用）。等到出血、腹痛的症状改善或消失，做 B 超显示娃安好，再用 1~2 周药之后就可以停啦。

三、用药

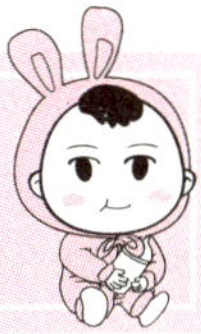

娘娘美若仙女，但毕竟不是仙女，谁能保证孕期一定不生病呢？但生了病真的很纠结，全家上下一起纠结——吃的药会不会伤到娃？哪些药能吃哪些不能吃……

我理解娘娘和一家子人心急如焚，希望医生给个利落的决断——“放心吧，娃没事儿”或是“娃不好，建议放弃”。然而事关重大，医生不能贸然下结论，而是要分析用药时间、药物代谢、药品种类等一系列线索，才能推理出药对娃的可能影响。所以当医生手捏下巴开始思考的时候，别嫌他磨叽，估计脑子转得都快跳闸了。

1. 娘亲在吃药时娃的胎龄有多大？

在受精卵形成后的 2 周内（月经规律的话就是末次月经的第 14~28 天），娃还只是个细胞团，没有器官形成，所以几乎不会被致畸。因此这个时期内，药物要么对娃完全没影响，要么影响彻底导致流产，这就是时常听说的“全或无”理论。

在受精卵形成后的第 3~9 周（即末次月经第 5~11 周），娃的各个器官发育迅速，正处在最敏感时期。而且这期间胎盘的结构和功能还没完全形成，无法很好地发挥它像屏障一般对娃的保护作用。如果用药时间落在了这个时段，接下来还需要具体器官具体分析，毕竟致畸的药物一般都有各自的目标器官。从受孕那天算起，重要器官的致畸危险期分别为：脑第 15~27 天、心脏第 20~29 天、眼第 24~29 天、四肢第 24~36 天、生殖器第 26~62 天。举个例子，如果一位娘亲在受孕的第 14 天吃了一种对娃的心脏致畸的药物，这种药被身体代谢清除干净需要 48 小时（2 天），那么距离心脏开始发育（第 20 天）还有 4 天的时间（20–14–2=4），理论上娃是安全的。

受孕后的第 10 周至分娩（末次月经算起孕 12 周之后）是娃的低敏感时期，只有少数器官在这个时期才开始发育，其他的大多都已成形，需要的只是体积上的扩大，所以服用药物引起缺陷的概率会降低很多。

2. 药物对娃的友善度

药物有天使的一面，也有魔鬼的一面，人类不得不在这两面之间权衡利弊，尤其是当疾病的名称前面加了“妊娠期”三个字时，更要慎之又慎。从一种药被发明到真正用于临床，可能有几十年的路要走，从基础实验到动物实验，从临床前研究到临床研究，一直没闲着，就是为了整明白它的有效性和不良反应，对大人的、小孩儿的还有没出生的。最后按照对胎儿的友善度，药被分为五个等级——A、B、C、D、X。A 级友善度最高，属于无致畸形药物，比如适量的维生素；B 级可以在医生的指导下适当使用，比如青霉素、胰岛素；C、D、X 级的友善度依次降低，属于孕期最好不用之列，其中 C 级在利大于弊时用，D 级在不得已时用（比如娘亲生命垂危），X 级在孕期禁止使用（就把“X”当成个大叉吧）。根据这个分级，孕期选择药物貌似容易了很多。

然而，最近专家们认为这种千言万语汇成一个字母的分级过于简单粗暴，要求用翔实的叙述性结构取而代之。也就是说，代表用药意见的字母将要消失，替代的是把药物的作用、风险、实验数据、注意事项全都罗列出来，让大家自行讨论决定要不要用。改革是个好改革，便于对药物知根知底，但说明书可能真的要变成一本书啦，就怕在选择用药时带来更多的纠结。

3. 最常见的病：感冒

在娘亲们最担心的疾病里，感冒高居榜首。我猜倒不是因为感冒有多危险，而是它实在太高发了，千防万防还是有可能乘虚而入，引发一串难受得要命却又要不了命的症状。问题接踵而至：能不能吃药？吃药对娃有影响吗？不吃药的话发烧会不会烧坏娃？咳嗽会不会震到娃……这些问题比感冒本身还纠结。

我们先来一起把“千防万防”做到位，这是前提。首先，还记得备孕篇推荐的流感疫苗吗？是种死疫苗，一般建议孕前3个月接种，如果错过了，孕期又赶上流感盛行，也可以注射，死疫苗是很安全的。其次就是冷暖自知、合理穿衣，这点我不想像嬷嬷似的唠叨那么多啦。最后，怀孕后尽量避开人流密集、空气又不流通的地方，尤其要远离已经感冒的人类。这说的不就是地铁、公交吗？人家工薪阶级上班只能挤地铁啊。去把你老公找来，能买个车不？没摇上号啊，那给多买点儿口罩吧。

如此千防万防，结果还是感冒了。人们日常说的、最常得的感冒是普通感冒；另一种是流行性感冒，由流感病毒引起，通常叫它流感，症状与普通感冒大不一样。下面就只说普通感冒吧。绝大部分感冒是因为病毒入侵（然而并不知道是哪种病毒），引起乏力、头痛、流鼻涕、嗓子疼等感冒症状；如果身体与病毒开战没打赢，细菌跑来趁火打劫，会进一步引发咳嗽、咳痰等呼吸道感染的症状。

咱们再来说治疗。普通感冒的病毒入侵没法儿治。上来就把天儿聊死了我很愧疚，但是真的没有针对普通感冒的抗病毒药，我们平时吃的感冒药大多只是为了缓解症状。也就是说，你吃药或者不吃药，感冒都在那里，1 周左右自愈，只是吃药能让这个过程舒坦一些。只有当感冒合并了细菌感染，比如咳嗽出现浓痰的时候，我们才有下手的机会。没错，等确定了细菌感染才可以开始吃抗生素，而不是发现感冒就吃。

对于娘亲们来说，感冒的用药原则是能不用就不用，能少用就少用，不要用复方药（中药也不一定安全），因为里面成分太多甚至不明，说不定有致畸成分。有哪些症状需要吃药呢?

第一，发高烧。当娘亲的体温升高超过 1.5℃，也就是达到 38.5℃以上时，对娃有致畸作用，会影响娃的细胞分裂，导致神经管、心脏等器官畸形，尤其在孕早期。发烧后可以先尝试物理降温，比如擦身子、敷毛巾、放冰袋。但如果体温升到了 38.5℃，物理降温不明显，应该吃退烧药，因为这时吃药的好处要远远大于弊端。目前公认的副作用最小的退热药是对乙酰氨基酚，名字难念，但最好记下来，除了它之外的退烧药都还缺乏有力证据。

第二，细菌感染。当感冒合并了明确的细菌感染，可以在医生的指导下适当服用安全等级高的抗生素，比如头孢类。

除了以上两种情况外，其他药物不建议服用。尤其是镇咳化痰类的药，全部出局，一件不留，只好委屈娘娘最好不用，能扛则扛了。娃的寝宫不用担心，那里防护森严，不会被咳嗽轻易威慑到的。

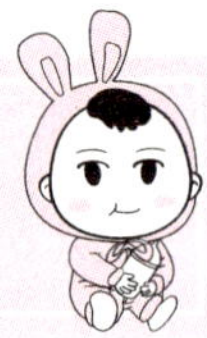

四、运动

除了肚子和胸，其他哪儿都别鼓，阿门。每个娘亲都这么祷告着。虽然实现的概率比较低，但冲着这个目标总得做点儿什么，比如，管住嘴迈开腿。嘴最近被孕吐占领着不好管，咱们就谈谈迈开腿吧。

1. 为什么要运动

先不提美貌，单是为了健康，孕期控制体重也是好的。注意，不是减肥！无论孕前多胖，一旦怀孕就不建议再减肥了。控制体重是指把增长的数字限制在一定范围内，别突破了天际。突破天际又如何？妊娠期糖尿病、子痫前期等合并症的风险会增加；娃的畸形率会上升，娃也容易体形巨大而难产；如果需要剖宫产，腹部脂肪太厚又会增加难度，术后伤口也不好愈合……孕前体重比较正常的娘亲，孕期（单胎）合理的体重增长应该为 11.5 公斤起步 16 公斤封顶，不超过 13 公斤是最好的。呈上体重天际表一份。

体重天际表

孕前体重情况	体重指数（BMI）	单胎孕期体重增长建议（公斤）[①]
体重不足	<18.5	13~18
标准体重	18.5~24	11.5~16
超重	24~28	7~11.5
肥胖	≥ 28	5~9

运动的效果可不止控制体重。怀孕后的娘亲都是战士，运动能增加你的战斗力。首先，降低了疾病发生率，比如使妊娠期糖尿病的发生率降低 28%，战斗值加 20 个点；改善睡眠质量，加 10 个点；减轻浮肿、腰背疼，加 10 个点；增强心肺功能（心脏负担在孕期会增加 30%），加 10 个点；使肌肉和关节强大，还使身体制造更多的镇痛物质（内啡肽），在生娃的最后战斗里缩短分娩时间、减少侧切概率、降低疼痛感，战斗力加 50 个点，任务完胜！

---

① 美国医学科学院建议。

2. 如何运动不影响“胎气”

怀着孕还运动，动了胎气可怎么办？我们经常遇到这样的问题，然而并不知道胎气到底长什么样、是种什么物质。娃说，我也不知道是我的什么气。那就姑且把这个问题理解为“孕期运动安全吗”好啦。

孕期运动，安全自然是第一位的，别太快、别太猛、别太刺激。

别太快说的是速度，也是心率。娃的心率是120~160次/分，平均下来140次，傲娇的娃可不希望娘亲的心率比他快，你就让着点儿，运动时自己的心率不要超过这个数（140次/分），不然他非跟你杠上，娃心率加速了可不好。除了运动时数着点儿脉搏，还可以打个电话给娃他爹，如果你俩能轻松顺畅地唠嗑，说明运动强度没问题（学名叫对话测试）；要是说一句话喘两口粗气，娘娘您得悠着点儿，该放慢速度了。

别太猛指的是力度，还有运动量。有的娘亲是女中豪杰，扛十几公斤米袋子不成问题，健身房举铁也是重量级人物，但怀了孕就不能这么玩儿了，突然增大的腹压可能会带给娃海底两万里的体验，影响胎盘供血。运动量也需要循序渐进，尤其是怀孕前就不怎么运动的娘娘们，可以尝试从每次15分钟做起，慢慢增加时间，到每次运动30分钟及以上，运动频率可以从每周3次增加到每周4次。

别太刺激也是娃提出来的，这一下子砍掉很多运动项目。球类几乎都不能玩儿，非要留一个的话，瑜伽球吧。听起来就刺激的更不能玩儿，登山、滑雪、骑马、潜水、攀岩、蹦极之类的。跑步因人而异，如果孕前就有跑步习惯，怀孕后还可以接着跑，只是要在软路上，速度要尽量放慢，到了孕晚期走鸭子步时重心不稳，最好停跑；孕前就不跑步的，怀孕后尽量别寻求突破啦。

排除了这么多不能做的运动，剩下的都是又慢又稳的项目。举几个例子：走路最安全，而且性价比最高。别把走路不当运动，当你尽力快走，并且认真地发动下肢肌肉充满节奏时，能感受到它极具魅力的热度。有的娘亲会优雅地选择瑜伽，瑜伽很多动作都能锻炼到生娃时要动用的肌肉和关节，也是极好的。不太快的骑车也可以，但要避免汽车和人流过多的危险路面，自行车也别骑大二八、弯把赛这么炫酷的品种，随时随地脚能着地才比较安全。游泳一直被评为孕期极佳的运动方式，全身肌肉关节都能得到锻炼，同时还脱离了自己的重力，拯救娃压迫下的各个器官于苦海。如果能在孕期找到靠谱干净的泳池，将是一大幸事。

还有一个运动简单易行，却能带给娘亲中彩票般的惊喜，就是听起来很洋气的凯格尔运动（其实差不多就是提肛运动）。不夸名号夸疗效，它可以使盆底肌肉变得强大，比如，能在分娩时更轻松地把娃推出，避免软组织撕裂，减少孕期尿失禁的发生率，帮助产后恢复。当然，还能有效改善痔疮。对提肛动作不太找得到感觉的娘亲，可以试着在小便中途突然停下，对，这时你动用的就是盆底的核心肌群，记住这个感觉哦。这个悄无声息的运动可以随时随地进行，最低标准是收缩盆底肌后坚持 5 秒再放松，一组做 10 个，每天做 4 组。然后渐渐延长收缩的时间，增加每组的次数。等到生娃的时候，就可以收获惊喜啦！

附：国际指南推荐的孕期运动 FITT 模式[①]

F：Frequency（频率）——从每周 3 次逐步到每周 4 次。

I：Intensity（强度）——运动时心率不可过快。适当的强度是运动时仍可与人顺畅交流（对话测试）。

T：Time（时间）——从每次运动 15 分钟、每周 3 次过渡到每次 30 分钟、每周 4 次。

T：Type（方式）——最好运动大型肌群（例如走路、骑车、游泳等水中运动和有氧运动），避免过重的抗阻运动、可能导致摔落的运动、高空及潜水运动。

---

① Evenson KR,Barakat R,Brown WJ,et al. Guidelines for physical activity during pregnancy: comparisons from around the world. Am J Lifestyle Med,2014,8:102 - 121.

五、吃

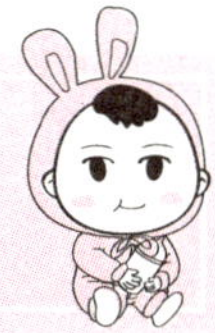

随着孕早期的结束，孕吐也快扛过去啦。还记得我要代表月亮瞅着你的饮食恢复健康吗？说到做到，我来了。

1. 改变吃法是前提

不少娘亲在得知怀孕的那一刻，就准备好撸起袖子加油吃了，谁知中间被孕吐挡了一道，现在更要加倍补偿，放马上菜吧！等等，你的胃肠拒绝了你的请求，并向你扔回一只老母鸡。胃肠表示抗议，是因为它在孕期母性光辉的照耀下优雅地减慢了蠕动速度，现在只接受正确的食物输入方式：少食、多餐、吃得慢。

每顿饭吃多少，从前听你的，现在听胃的。从前你说吃饱了，估计是胃已没有扩张余地的时候，得有一两升的桶那么大；现在胃说吃饱了，是它的原始容积被填满的时候，大小差不多也就一个拳头。弹性就是这么惊人！罢了，壮士不提当年勇。但为什么要听这个壮士的？胃说，我知道我很能装，但手下的肠道不干活又能怎样，都堆在我这儿，胃酸等急了，反流烧心，何苦啊娘娘。除了缓解烧心，吃得少也缩短了食物在肠道里的排队时间，可以预防便秘。还等什么，伸出拳头比画一下，对，这就是今后一顿饭的体积。

如果少食让娘娘们感觉受到了欺负，多餐应该能带来点儿幸福感，从前吃 3 顿，现在能吃 6 顿。这个待遇深得娘娘意！因为自打食欲睡醒以来，娘亲们难以自拔地不是在吃就是在想吃什么，竟然吃对了。孕期娘亲和娃都需要平稳的血糖和胰岛素水平，如果一天除了三顿正餐，上午、下午和睡前分别再补一顿，这样分多次少吃可以避免血糖大起大落，尤其是睡前如果吃 100 大卡左右蛋白质含量高的食物（比如一小杯牛奶或一个鸡蛋），还对睡眠有很大帮助。有的娘娘担心这么吃下去体重会飞翔，放心，它非但飞不起来，还会更受控制。因为多餐让娘亲远离了饿得想吐、饥不择食的尴尬境地，还利用食物的特殊效应燃烧更多的热量。怎么做到的？想象你是个锅炉，隔一会儿加一点煤和呼哧一下倒一筐煤相比，应该是前一种方法更容易把火烧旺吧。

吃的姿势也很关键，得细嚼慢咽。当食物优雅有序地进入，胃才有足够的时间和上下级沟通，向上反映剩余的胃容量

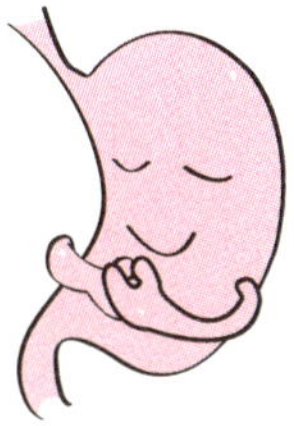

压力 +300ml

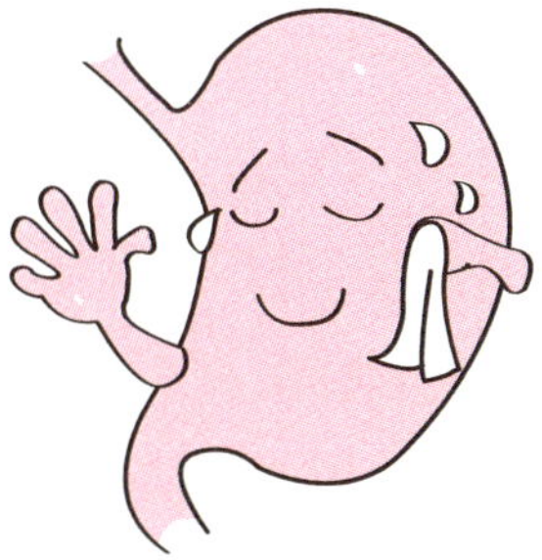

压力 +1500ml

额度，向下指挥食物进一步消化，一片和谐景象。若还照以往生猛的进食态势，胃可能还没反应过来就被蜂拥而入的食物填愣了，等它“满员勿入”的话传到，又一大波食物早已挤了进来，场面会混乱不堪。

2. 吃的内容听娃的

人们常说，怀孕了要为两个人而吃。但并不是单纯量上的翻倍，平时吃一个馒头现在吃俩，娃不稀罕呀，自己都还没个馒头大呢，娃要的是质。真要翻倍的话，应该是娃发育所需营养素的翻倍。所以娘亲并不需要为一天摄入的总热量提高很多额度，在孕早期每天比平时多吃 100 大卡就行，孕中期后是 300 大卡。热量额度被限定了，怎么吃性价比才最高？那得听娃的。

世界卫生组织帮娃发布的菜单中，强烈建议哪怕吃补剂也要吃够的营养物质有三种——叶酸、铁和钙，因为需要量成倍增加，依靠食物可能供不应求。（1）叶酸：在孕早期需要每天0.4~0.8mg，之后一直吃到生的话娃也不介意。（2）铁：需要相当于平时双倍的量，每天 60mg，一直吃到娃出生。（3）钙：孕20 周前每天 1000mg，孕 20 周后每天 1500~2000mg。著名的高钙食物有牛奶、酸奶、虾米、豆腐，实在吃不够，再用钙片凑。

此外，Omega-3 是类善良的脂肪（多不饱和脂肪酸），近几年格外受宠，有被纳入官方菜单的趋势。就算没听说过它，你也一定知道它手下的 DHA 和 EPA，现在奶粉里不添加这个都不好意思出来做广告。这么红，是因为 Omega-3 作为人体必需脂肪酸，是细胞膜的重要组成成分。谁家盖房不垒墙，哪个细胞没有膜？娃的生长实质上就是细胞的增多，膜不垒好怎么行？因此，Omega-3 真的可以帮助娃的身体、大脑齐发展，尤其在大脑飞速发育的孕末 3 个月。Omega-3 含量最多的是深海鱼，1 周吃一两顿几乎就能满足需要（350g）。但是我朝地大物虽博，可博得各有所长……“磨磨叽叽想说啥？”“我家住的地方靠里，没海。”没有新鲜的海鱼，可以买冰冻的，罐头的也行，只要质量和来源有保证。如果娘娘对海产品实在难以下咽，经济条件又比较允许，那就吃深海鱼油吧，每天 1g。看来为娘的宿命离不开大海了，没点儿陆地上能吃的 Omega-3

吗？有，但是不一样。Omega-3 家里有 3 口人：DHA、EPA 和亚麻酸，这三种脂肪酸人类都需要。DHA 和 EPA 生活在海里，亚麻酸倒是在陆地上好找，比如深色蔬菜、豆类、坚果、橄榄油、亚麻籽油。到头来，不仅海里的要吃，地上长的也不能放过啊。

说了这么多孕期高级定制营养素，日常饮食有特殊要求吗？如果说有，那就一个——越土越好。怀揣着大地母亲去觅食，更多地选择本身就存在于自然界的食物，尽量减少被过度加工的甚至纯粹人造的食物。咱们来捋一遍娘娘的日常所需。碳水化合物中，粗粮比细粮好，天然糖比添加糖好，膳食纤维最好。脂肪类的，选择善良的不饱和脂肪酸（橄榄油、亚麻籽油、深海鱼油），躲开邪恶的反式脂肪酸（做甜品的最爱用，小心看成分说明），控制饱和脂肪酸（动物油，比如炖母鸡、炖猪蹄时漂浮的油）。蛋白质，以优质蛋白为主，比如鸡蛋、豆腐、牛奶、酸奶、鱼、去皮的鸡鸭鹅。主流的维生素，都存在于主流食物中，只要饮食均衡一般就不会缺，蔬菜想吃多少吃多少，水果要适量。吃零食的时候，把碳酸饮料换成鲜榨果汁，把膨化食品换成坚果，把热量冲天成分不明的甜品换成可可含量高的黑巧克力。你看，是不是越土越好？

安然接受大自然的馈赠，它会给予你和娃最健康的身体。

附：孕期饮食总体指南[①]

1. 比孕前每天增加约 300 大卡热量。

2. 饮食尽量多样化，覆盖所有所需营养素。

3. 每日 3 顿正餐、3 顿加餐，避免长时间饥饿。

4. 节食会导致脂肪分解生成过多的酮，酮可透过胎盘危害胎儿。

5. 保证热量摄入中碳水化合物的比例，维持机体活力。

6. 吃饭要慢。

7. 每天至少喝 2 升水，最好是非碳酸饮料的纯净水。

① SID-AMD-ADI. Alimentazione in gravidanza: raccomandazioni.

六、性生活

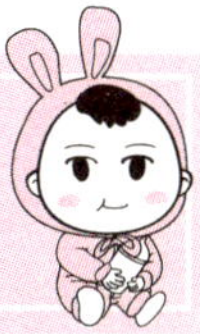

艰难地熬过了头 3 个月，恭迎娘娘们进入风平浪静的孕中期，也被叫作怀孕蜜月期。这可能是你和娃他爹最后的二人安宁日子啦！既然是蜜月期，就以滚床单这个温馨的话题应个景。再说这么重要的问题，你不问我也会讲的，大家都是成年人了，脸莫红。

1. 时间要合理，条件须谨慎

老的观念认为，自打怀孕就应该禁欲，一直到出了月子，满打满算一年都够了。有这个必要吗？从科学的角度来讲，至今为止没有任何证据表明性生活 / 高潮与不良的妊娠结局有关。但从小两口的角度来讲，这就是你们商量决定的了，如果娘娘性欲全无十分排斥，娃他爹意志坚定体贴入微，禁欲一年也不是没有可能。但若时期合理，条件也允许，情到深处了人还克制着，实在没必要。怎样算是时期合理、条件允许？

时期合理是指避开前 3 后 2，即怀孕开始 3 个月和最后 2 个月要避免性生活。孕早期的 3 个月大家懂的，娘亲的身体和精神状态本来就很差，据说超过 70% 的娘娘会性欲下降，同时也会牵连到娃他爹，导致超过 40% 出现性欲减退。这也算是一种天然保护，毕竟孕早期娃的根基还没扎稳，又在发育的最敏感时期，闭门谢客最安全。娃快要出生的最后 2 个月也最好停止，这时娘娘们变得体形巨大，身体随时准备卸货，性生活容易引起胎膜早破、强烈宫缩甚至宫内感染。

条件允许是指娘亲的身体条件。一般来说，大多数正常的怀孕期间性生活是安全的，而且是健康的。但当存在以下问题时最好谨慎行事，甚至节欲：胎盘前置、阴道出血、习惯性流产、早产高风险。胎盘前置是指胎盘的位置比较低，太靠近宫门口甚至盖住了宫门口，因为工程选址的问题地基打不牢，也容易受到外界影响而出血。阴道出血时自然要避而远之，如果是同房后发现的出血，一定及时去医院检查。保险起见，医生会建议之前有过多次流产经历好不容易又怀上孕的娘亲避免性生活，还有经过评估后认为早产的风险比较高的娘亲。

2. 注意事项

第一，用避孕套。已经怀孕了又不会再怀一个，为什么要避孕？你替娃想想啊，正在寝宫安然入睡，亲阿玛突然又派了几亿个阿哥往宫里冲，这架势谁受得了？更重要的是，阿哥大队单枪匹马来也就算了，可他们是冲着浪来的！浪里的成分（前列腺素等）会软化宫颈、诱发宫缩，这不明摆着逼宫吗！拦个膜让他们在宫外晃一圈得了。

第二，尽量不刺激乳头。乳房在孕期大约会增重1公斤，至少两个罩杯的分量，于是乎娃他爹如获珍宝。但别高兴得太早，那是给娃准备的，不是给你的！顺便沾个光都不行。因为当乳头被刺激，大脑会得到讯息，提高多种激素的产量，其中就包括缩宫素，会引起子宫收缩，这对还没做好出宫打算的娃来说可不是好事儿。

第三，姿势要选对。孕前大千世界姿势万种，可怀孕后能用的姿势就有限了，无奈肚子里有第三者在场，还得顾及他的感受。选择姿势时要避免压到娃，也尽量别让娘娘平卧，因为平躺时子宫会压迫腹腔里的大血管，引起血压降低甚至娃缺血缺氧。这样看来，女上位、侧位或者后位安全一些。

七、静脉曲张（含痔疮）

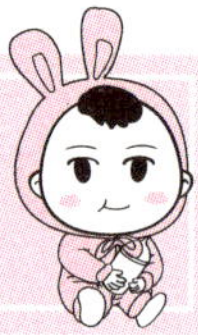

杜小溪你先别说话，我对这个标题有疑义，讲静脉曲张你就讲静脉曲张，“含痔疮”是什么意思？

呃，因为原理上痔疮也是一种静脉曲张，就顺便一起讲了。

竟没想到它是这样的，那你继续吧。

嗯。

1. 为什么怀孕容易得静脉曲张 / 痔疮？

人有两大血管，动脉和静脉，动脉富有弹性，而且装有高配压力泵（心脏），能把血液泵到全身，全身的血再通过静脉往回运输；静脉的弹性不够强大，还要抵抗重力来工作，甚是辛苦。从下往上运输吃力的血液容易堆积在两大静脉末梢——腿和肛门，使静脉鼓出一个甚至好多个包，形成静脉曲张和痔疮。

怀孕后，在激素的作用下，静脉会扩张、变软，与此同时，身体里的总血液量增加了40%~45%，不断增大的子宫还会压迫大静脉阻碍血流顺利通过。这下子，战斗力被削，任务量剧增，路上还有捣乱的，静脉哭晕在厕所，这活儿没法干了。于是更多的血液堆积在腿部和肛门，鼓起的包更多、更大，娘亲也哭晕在厕所。

说到厕所，痔疮比腿更不幸，因为怀孕后娘亲的胃肠蠕动会变慢，饮食如果大鱼大肉少纤维，便秘也是常事，粗鲁的大便会无情地伤害肛门，使痔疮更加严重。

2. 怎么办?

（1）跟重力对着干

既然是重力让静脉如此辛苦，那就帮助静脉抵抗重力吧。

首先，无论是静脉曲张还是痔疮，都不要长时间站立或坐着不动，怎么着半小时左右就需要走动一下活跃血流，破了重力的局。不然你就想象腿部 / 肛门的血液越积越多，鼓包越来越大，爆炸怎么办？上大号尤其要注意，收起你的手机、杂志、iPad，全心全意在10分钟内解决问题，不然你想，痔疮爆炸怎么办？

其次，带你的静脉离开地球表面。坐着的时候抬高双腿促进静脉回流，痔疮太难受的时候胸膝式趴一会儿，让痔疮处于体位之巅，有助于它消停。

最后，派肌肉上场帮静脉主动对抗重力。前面说了，静脉没有自带的压力泵，它很委屈，咱们可以给它配一个呀！肌肉收缩就是最完美的泵。无论你是站着还是坐着，只要处于静止状态，哪怕是发呆，都可以来回踮脚收缩小腿肌肉，做凯格尔运动收缩盆底肌肉。

（2）别给静脉添乱

一边帮静脉对抗着重力，另一边也做好队友不给它添乱才行。

首先，尽量减少子宫对大血管的压迫。子宫后方有个海纳百川的人体最大静脉（下腔静脉），汇集下半身所有的血流。就是这条高速路，在子宫扩大地盘时也会受其干扰，被压迫地堵车甚至封路。怎么办？把平躺改成侧卧会好很多，不过肚子大到那个份儿上的时候，大部分娘亲会自动放弃平躺的。侧卧以左侧卧位更佳，虽然这么说，选左还是右，娘娘舒服最重要，毕竟把自己伺候好了娃才会好。

其次，预防便秘，善待痔疮。孕期的胃肠蠕动变慢，意味着大便在肠道里停留的时间延长，水分被吸走的也更多，变得坚硬而干枯。真是听着就疼的两个词，说便秘是痔疮的第一大敌绝不为过。如何预防孕期便秘？还得从吃下手。少食、多餐、吃得慢，让食物优雅有秩序地往下走，与此时优雅的胃肠工作同步，才会和谐安详。此外，都说膳食纤维好，说好你就多吃点。蔬菜几乎不占热量额度，少放油、盐可以吃到尽兴；把大部分高脂甜品换成水果，主食再多聘用些粗粮，便秘的人生难题很可能就解决了。

八、剖宫产

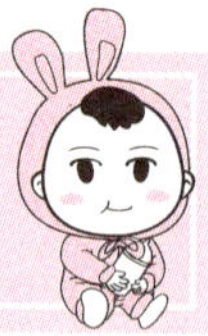

中国剖宫产率是46.2%，也就是说近一半的娃是“被”来到这个世界的，听起来有种莫名的伤感。在娘娘下定决心是生还是剖之前，老臣先带您了解一下剖宫产的方方面面可好？

1. 剖宫产的指征

剖宫产的发明，是为了保护娃和娘亲的生命安全——理论上当自然分娩存在生命和安全问题时才会建议这个手术。没错，剖宫产是种手术，这被很多人都忽视了，甚至是平时一听开刀子脸都会吓白的人。既然是手术，到底该不该做是有手术指征的，就像子宫肌瘤多大时应该手术、椎间盘突出多重时应该动刀一样。具体到剖宫产，指征分两大类：一是娃自己出来很危险，二是娘亲自己生很危险。

出生路上饱经磨炼，对娃自己也是个考验。当路上出了以下问题，需要剖宫产帮娃出来：

（1）娃的状况不好，出现严重胎心异常、宫内缺氧。

（2）娃的姿势太奇葩，比如臀部朝下，脑袋久久出不来，容易窒息。

（3）娃体形巨大，会把自己卡住。

（4）娃数量多，是双胎甚至多胎。

（5）娃的脐带被卡住（比如脐带脱垂、严重的脐带绕颈、脐带扭转）。

（6）娃和产道对接不成功，上不了路也就出不来（头盆不称）。

（7）娃的出口被堵住（前置胎盘）。

（8）娃可能会迷路（产道畸形）。

对于娘亲而言，生娃这项重体力活儿也不是谁都能完成的，以下情况可以借助剖宫产来帮忙。

（1）娘亲的身体状况不允许，存在严重的合并症和并发症。比如子痫、子痫前期、心脏病、呼吸系统疾病等。

（2）娘亲的子宫有疤，容易子宫破裂。比如之前有过剖宫产、子宫肌瘤剔除、子宫穿孔等。

（3）娘亲有感染性疾病，如果阴道分娩容易传染给娃。

此外，在自然分娩过程中出现不妙的情况，也可以转剖宫产。这时剖宫产的意义就在于，让想要尝试阴道分娩的娘亲放手去生，生不下来还可以剖。所以我个人一直以为剖宫产应被作为强大的后盾，而非优先的常规选择。

分娩是你和娃的第一次正式合作。你会因为怕疼、怕侧切、怕生完娃后阴道松弛，而选择放弃顺产转向剖宫产；娃也怕挤、怕窒息、怕自己完不成高难度娩出动作，可他却没有主动选择的权利。这是世界给他的第一次锤炼，第一堂人生课程，让他在出生之路上不得不主动锻炼肺部学会呼吸，争取免疫球蛋白获得抗体。尽管艰难，可娃也许殷切盼望着能和自己的母亲完成这第一次合作。若身体条件允许，你是否也愿意在娃没有表现出放弃的征兆之前与他一起拼尽全力？

2. 剖宫产的过程

作为手术，剖宫产的整体流程与其他手术没有大的区别。但很多娘亲都是第一次经历手术，老臣就多啰唆两句，讲讲剖宫产的过程。

术前需要签署知情同意书，了解手术内容、可能发生的手术并发症、注意事项等情况。然后是术前常规的禁食、禁水；护士姐姐会帮忙备皮，也就是刮除手术区域附近的所有毛发，保证手术无菌；还需要从尿道口插入留置导尿管，解决你能下地走路前的小便问题。

接下来是麻醉，需要签署麻醉知情同意书，告知麻醉的风险。剖宫产一般从后腰的脊椎间隙打局部麻醉药（椎管内麻醉），麻倒掌管肚子痛觉的神经，这样你在整个手术过程中既感觉不到疼，又会是清醒的。只有少数情况下需要全身麻醉。麻醉后有不舒服一定要呼唤麻醉师。

手术正式开始，对皮肤进行严格的消毒后，会在全身铺上无菌的单巾，仅仅露出下腹部的一点点手术区域，所以就算脱得精光也不会冷，更不需要害羞啦。医生会在下腹部做十几厘米长的横切口，依次切开皮肤、脂肪层、筋膜层，分离肌肉层，切开腹膜，才能到达子宫。对子宫同样做十几厘米的开口，娃终于与这个世界相见啦！医生会以最快的速度将娃取出，等娃哭，剪脐带。娘娘辛苦了，但手术还没有结束，医生接着要取出胎盘、擦宫腔，然后才能由里到外一层层缝合子宫、腹膜、筋膜、脂肪层和皮肤。

术后需要去掉枕头平卧 6 个小时。6 个小时后可以开始吃些清淡易消化的流食，清汤寡水最好。家属注意，除了围着娃转，也要观察新晋娘亲的情况，有异常及时呼唤医生。一般术后 3 天没有问题就可以出院了，但还要持续盯着娘亲的状况，比如刀口有没有发红、发烫、渗出和肿胀，有的话及时回到医院处理。

3. 剖宫产后怀二胎

前脚，WHO 发布中国剖宫产率接近一半；后脚，咱们的二胎政策放开了。这让娘亲们的心又都躁动了起来，要个小弟弟吧，要个小妹妹吧！可老大是剖出来的，再次怀孕会不会很危险？这还真是个问题，不单是娘亲们头疼，医生们的弦也都紧绷着。

（1）隔多久怀二胎比较好？

想把怀二胎列进日程，首先得看在日历上哪儿画圈合适。世界卫生组织建议第一胎大娃出生后，隔 2~5 年怀二娃比较好。两胎间隔时间过短或过长都会增加二胎妊娠结局不良的风险。我感受到古代女子向我抛了一个白眼。古代人着实强悍，怀了生、生了怀，几乎不给大姨妈出场的机会，但那个年代的活产率低、人寿命短呀，又没几个人懂得避孕，跟现在没法儿比。最短间隔时间定为 2 年，与国际推荐的 2 年母乳喂养时间相吻合，保证大娃有奶吃，等到二娃降临，大娃也会满地跑了。不过，对于 35 岁以上的娘亲，如果还非常愿意要二娃，与大娃出生间隔时间 1 年就行，毕竟高龄带来的风险也很大。

（2）二娃会不会长在剖宫产的疤上？

二娃在疤上落户是娘亲们最最担心的问题，又挖地基又掀被子又膨胀的，之前的刀口吃得消吗？放在多年前，这个问题可能比较严重，因为那时的剖宫产切口在子宫的上段，正是娃喜欢着床的地方，切口又呈竖向，子宫的肌纤维被一刀两断，很难愈合，所以再次怀孕容易破裂。现在这种方法几乎被废除了，取而代之的是子宫下段的横切口，还有个性感的名字叫比基尼切口。切口的位置十分靠下，娃在着床时一般滚不到这里，而且子宫开口顺着肌纤维的走向，更容易愈合，保护原本的弹性。虽说娃在疤上着床的概率很低，但如此多的剖宫产娘亲再次怀孕，难免会发生个别的病例。如果真的发生了，娘亲和娃他爹不得不做出抉择。要知道，刮宫同样有风险，术中可能也会发生切口破裂而大出血。若勇敢的娘亲选择留下孩子，就一定要按照医嘱定期做 B 超看娃和子宫的情况，也有可能随着胎盘发育、子宫增大，胎盘会向上移，离开切口的位置呢。

（3）大娃剖宫产，二娃可以顺产吗？

让每一个能生的娘亲自己生，是一个美好的愿望；为每一个想生的娘亲评估能不能生，也是医生们的追求。这不，二胎政策一放开，全国专家们就被关进小黑屋里紧急讨论共识了。剖宫产术后再次妊娠阴道分娩，哪些娘亲可以试试？

①娘亲有意愿，这是前提。

②娘亲选择的医院实力雄厚，分娩过程中出现突发状况能应急、能抢救。

③子宫仅做过一次手术，即上次的剖宫产，而且必须是子宫下段横切口，术后恢复良好，除此之外子宫没有其他手术瘢痕。

④ B 超显示先前剖宫产位置（子宫前壁下段）的子宫肌

层连续。

⑤娃是头位。

⑥娃没超重（<4 公斤）。

⑦这次不存在剖宫产指征。

⑧距离上次剖宫产至少 18 个月。

在满足这些条件的基础上，如果还具备以下资历，那就更好了：

①之前顺产过。

②怀孕不足 39 周自然临产。

③宫颈管已经消失了 75%~90%，宫口已经扩张。

④娘亲不胖（BMI<30）。

⑤娘亲尚年轻（<35 岁）。

剖宫产后顺产的安全性怎么样？咱们国家才刚放开二胎政策，数据还很空缺，但欧美国家一直在实施。据他们统计，分娩过程中发生子宫破裂的风险约为 0.2%，发生娃供氧量下降的概率是 0.05%，基本是安全的。当然，数据仅作为娘亲下决定时的参考，但无论什么决定，对于每位医生来说，你若选择信任，我必与你同行。

九、快生了

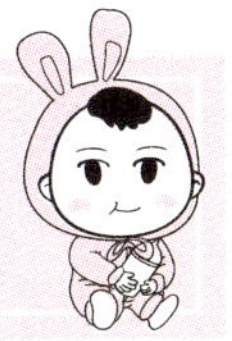

离预产期越来越近，又期待又焦虑的娘亲可能一天好几次感觉自己快生了，尤其是在夜深人静的时候，一感觉不对就拉着娃他爹奔医院，医生一看，还欠些时日，于是被劝退回家，折腾得娃小龙颜都不悦了。娘娘的慌张老臣都懂，特意赶来，就是为了安抚您躁动的心，说说生娃前到底都会发生些什么。

1. 假——临产信号弹，不必去医院

在真正的临产到来之前，娘亲会接收到一些信号弹，只是说明在不久的将来分娩就要开始，但现在还不用去医院，娘亲稳住军心先别乱了阵脚。

信号弹 1：轻松感。这是娃准备出征的信号，先露部位（通常是脑袋）会进入骨盆入口，准备就绪。与此同时宫底下降，娘娘能感受到久违的呼吸轻松感，哦对，还有胃的进食量。但是下降的娃会靠近膀胱，去厕所的次数会明显增加。

信号弹 2：假宫缩。娘娘我举报，半夜经常吓唬你的就是它！假宫缩是种不按套路出牌的宫缩，每次宫缩持续的时间短（<30 秒），间隔时间长而且不规律，一次次的宫缩强度并没有逐渐增加。此外，宫颈并不配合这种宫缩而变短，宫口也不扩张。这种宫缩出来行骗，不用理会它。

信号弹 3：见红。见红是最可靠的信号弹，预示着可能一两天后就要临产啦！它的出现是因为在宫门口附近，娃的寝宫壁（胎膜）与娘亲的子宫壁有少许分离，毛细血管破裂而发生轻微的出血；同时，在孕期一直堵住宫门的黏液栓也会脱落，一起排出。所以见红应该是伴着黏液的少量出血。如果出血量非常多，那可能不是见红，而是孕晚期出血，对娃不利，需要去医院。

2. 真——真临产驾到，出发去医院吧

临产指的就是出现真宫缩，表示分娩启动。真正的宫缩，是有套路、有纪律的。它会以每 5~6 分钟一次、每次持续至少 30 秒的套路袭来，并且呈进展式，间隔时间越来越短，宫缩时间越来越长，痉挛疼痛越来越强。同时，宫颈管逐渐消失，宫口慢慢扩张，娃也正式出征，胎头下降。当娘亲意识到这种真宫缩时也不必慌张，因为从开始真宫缩到宫口开全，一般还需要十几个小时，足够去医院了。

破水了也要去医院。一般情况下，娘亲会先出现真宫缩，正式开始分娩之后才破水。只有极少数的娘亲会像电视剧里演的那样，悠悠地逛着街，不疼不痛突然破水。之所以都选用破水剧情表达要生了，估计是宫缩不好演吧。破水时流出的液体没有特殊的味道，而且是一破千里刹不住闸地持续流出，可以和尿液、阴道分泌物区分开来。出现破水也不必极其慌张，带好待产包坐车去医院就行，其间娘亲尽量避免站立，减小脐带脱垂的风险。

3. 待产包

摩拳擦掌等着随时生娃的日子里，不备好了待产包，怎么实现说走就走的住院呢？待产包的内容依娘亲个人喜好准备，基本物品大概有以下这些：

娘亲用的：两个盆（洗脸、洗脚），毛巾，牙具（牙杯、牙刷、牙膏），洗护用品，换洗衣物，卫生巾，两个饭盒（可微波使用）。

娃用的：洗澡盆、毛巾、湿巾、润肤露、小被子（冬天生的话）、尿不湿。关于娃的衣帽和包被，很多医院现在都会统一提供，干净卫生。

生娃用的：住院材料，医保相关的重要证件，如社会保障卡、生育服务证等。娘亲的最爱，如放松用的音乐、喜欢的零食、书等。

十、生娃的过程

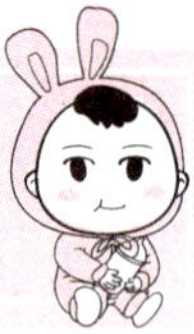

终于，终于见识到真正的宫缩了！走，扶本宫去医院，这次总该去对了。住进医院待在病房，只有阵痛按套路袭来，娃并没要出来的意思，什么情况？谁，谁出来解释一下，我心里没底。怪老臣失职，早该跟娘娘演练一遍生娃过程的。

生娃全程分三步（三个产程）：第一步，开宫门；第二步，娃出宫；第三步，胎盘出宫。

1. 第一产程：开宫门（11~12 个小时）

迎娃出宫，第一步当然是开宫门。说起来轻松，却是最漫长的一个步骤，因为工程量跟扩建差不多。在生娃启动之前，娘亲的宫口只是个小缝，通过宫颈这条狭窄的走廊，才能豁然开朗地到达宫殿。生娃启动后，娘亲开始规律地、强劲地宫缩，子宫上段宫缩力最强，牵拉着子宫下段的肌纤维向上，硬生生地把走廊扩建成了广场，把宫门口……别闹了，哪有广场安大门的，广场入口就是从广场这头到那头的整个宽度，宫口开全时效果也一样。至于子宫的形状，是从一个气球变成了一个口朝下的水桶。如此伟大的工程，不是一时半会儿就能完成的。以宫口扩张为例，从最初形态扩张到 3 指，平均需要 8 个小时（不超过 16 个小时）。之后随着宫缩越来越强，时间越来越长，再过 4 个小时左右（不超过 8 个小时）宫口才会开全，达到 10 指。

子宫在扩建，娃在干什么？在这段等娘亲开门的时间里，娃以每小时零点几厘米的速度下降着，宫缩时向下走走，间歇时再往回退点儿。速度不快，但值得鼓励，毕竟整个产道也没多远，需要的是技术。医生会每小时看一次娃的下降情况，测娃脑袋的最低点与骨盆最窄处（坐骨棘平面）的位置关系。

正常情况下，胎膜会在宫口快开全时发生破裂，也就是破水。

2. 第二产程：娃出宫（1~2 个小时）

在宫口开全后，宫缩非但没有减轻，反而越来越强，每次持续时间超过 1 分钟，间隔时间缩短为 1~2 分钟，颇有汹涌澎湃之势，因为娃要出来啦！

娃的出场自带科学家的艺术气息，懂得以自己的最小径线转动着身子通过产道。我们来欣赏一下：娃本来是直着脖子向下降，随着产道越来越窄，娃收起了下巴，让脑袋尖儿冲下，适应产道继续走。到了骨盆中部，再前方就是骨盆出口，娃向内转动脑袋，让自己的头部轴线和骨盆轴线相一致，顺利通过娘亲的骨架。一直收着下巴、脸朝下的娃终于来到了出口，找到娘亲的耻骨作为杠杆支点，后脑勺一顶，脸就抬起来了，鼻子、嘴也都出来啦。轮到肩了，哎呀太宽出不来，娃转过脑袋调整成侧躺的姿势，先拱出右肩，再秀出左肩，完美。肩出来就好办了，身子和腿刺溜一下也就出来了。“呜哇，呜哇……”你好，宝贝儿，欢迎来到这个世界。

虽然娃天资聪颖，但完成这一套高难度动作没有娘亲的助力可不行。怎样有效地帮助娃呢？

（1）别用力过早。在宫口没开全的时候娃还在进进退退，没有来到骨盆出口，这时用力的话劲儿无法有效地使在娃身上，反而容易造成宫颈水肿、自己疲劳而延长产程。

（2）别不停地用力。娘亲屏气使劲儿时动用的主要是腹肌和膈肌，来增加腹压向外推娃。听说腹压和宫缩更配哦，在没有宫缩时用力显得势单力薄，等宫缩来潮，配合腹压使劲，会起到事半功倍的效果。

（3）别长时间用力。屏一口气憋太久了不好，不单是因为脸憋紫了不美丽，胸腔的压力也会因此上升，影响血液回流，可能导致子宫缺血、娃缺氧。最好采用频繁、短促的方式用力，每次屏气几秒钟就行，深吸气、深呼气。

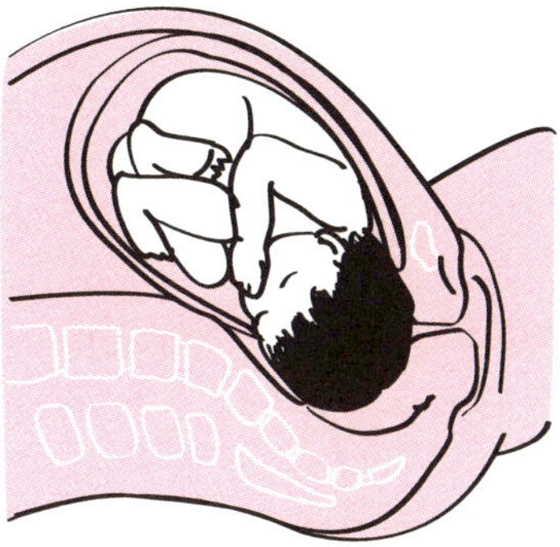

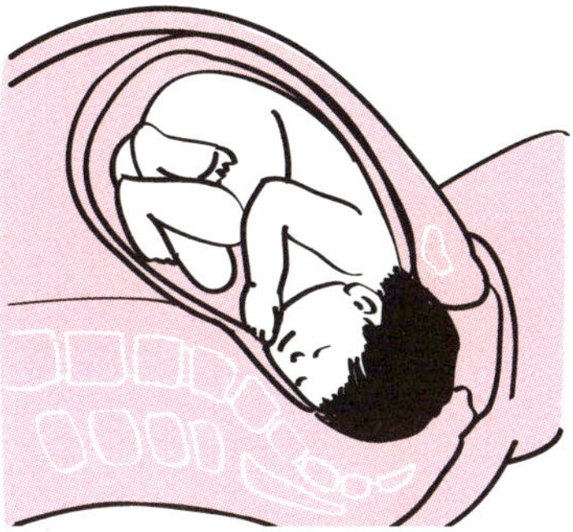

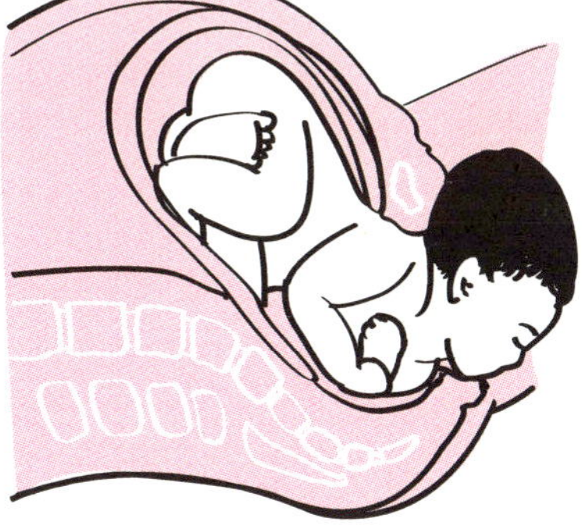

3. 第三产程：胎盘出宫（5~15 分钟）

娃出来了，胎盘还在宫里呢。娃出宫后宫底会迅速降到肚脐平面，娘亲可以轻松几分钟。但紧接着，宫缩就又来了，这次来的目的是缩小宫腔体积。子宫变小了，胎盘没变呀，胎盘与子宫壁发生错位而剥离，一般十来分钟就会完全脱离宫腔排出来。

与此同时，医生忙着清理娃身上的黏液、羊水、胎脂，做生命力评分（新生儿阿普加评分），登记各种信息，给围观群众签名……按脚印是放病历里的啊！随便啦，等处理完这些事务，就可以投进妈妈的怀里迎接第一个抱抱了，还有第一次吸吮，好期待！

十一、生娃的姿势

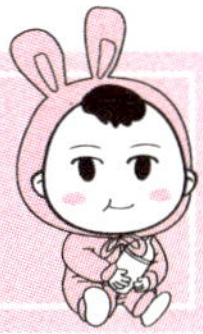

生娃的姿势，不就是躺着吗？不，不，不，造娃姿势千千万，生娃姿势也可以很多变。来，一起走进平躺生娃之外的新世界。

1. 平躺

被新世界排除在外的躺姿愤愤不平，咱们先让它服气了再介绍新姿势出场。确实，平躺作为老牌姿势，是被大多数人第一时间想到的生娃场景：床上平躺，两腿分开，青筋暴露，大汗淋漓。但仔细回想，怎么觉得如此生娃的都很艰难呢？尤其是电视剧里，回回生回回难产，吓得本宫都不敢自己生了。娘娘说得对，平躺就是难，娃要是会说话啊，一出宫就得吐槽，说好的“降生”呢？在整个产程中，娃换过很多姿势，但贯穿始终的是下降动作，医生在评估产程进展时监测娃也是看下降情况，可现在娘亲平躺着，娃就只能向前拱了。这还没完，娘娘婀娜多姿、前凸后翘，但当躺下来，后翘的曲线会变成一个上坡，艰难向前拱着的娃遇见上坡都快哭了，即使制造困难也要先有足够的历练啊。与此同时，娘娘也在历练自己，费大把的劲儿要把娃往坡上推，这是何苦呢？

我们可以化敌为友邀请重力帮忙。重力在前面八九个月可没少添乱，痔疮、静脉曲张都跟它脱不了干系，现在负荆请罪的时候到了，它来帮你生娃。娃要下降，娘亲向下用力，重力再向下拉着娃，颇有黄金搭档的默契。来吧，打开新世界的大门。

2. 溜达

生娃不是一时半会儿的事儿，从正式宫缩算起要十几个小时。按照老的观念，那得卧床呀，进了孕晚期就该卧床。可别，这会迫使你细细品味每一次宫缩带来的剧痛，然后更加惧怕下一次宫缩的到来。你可以下床溜达，去隔壁病房串串门，拉着娃他爹散散步。因为在最漫长的开宫门阶段，如果娃的脑袋与骨盆很好地衔接，将是刺激宫口扩张的利器；在重力的作用下，娃下降的速度也会快一些，第一产程的时间也就缩短了。溜达着转移些注意力也是好的，能一定程度上缓解宫缩之痛。

溜达着宫缩了怎么办呢？宫缩袭来时你一定没有豪情继

续走路，那就停下来，就近靠着东西休息一会儿。如果娃他爹陪着溜达，宫缩时选择就多了，可以直接倚靠着、抱着、让老公架着、双臂环脖子挂着，疼极时掐两下，我想他也是不会反对的。

溜达主要用于第一产程，当宫口快开全时破了水，可以呼唤医生，他会根据你和娃的状况给予下一步的溜达指示。

3. 坐着

如果不愿走路，或是走累了想歇会儿，那就坐着吧。坐也是竖着的一种，重力同样能帮上忙，可以坐椅子、坐矮凳、坐马桶、坐颠颠球（分娩球）……颠颠球是个好东西，很多娘亲家里就备着平时练，在医院如果产程进展得慢，医生可能也会把娘亲赶到这个球上，鼓励她颠儿。不管坐的是什么吧，坐的时候两腿分得越开越好，可以放松肌肉、舒展骨盆，帮娃扩路。

4. 蹲着

蹲着是最好的大招，可以最大限度地扩展骨盆，也能让娘亲的力气妥妥地施在娃身上，把娃推出来。这么大的招不必过早使出来，再说蹲着挺累人，腿也容易麻，最好在第二产程娃出宫时伴随宫缩使用。比如娘亲正半躺着、侧躺着、坐着，宫缩来了，快扶娘娘换成蹲位，宫缩过去后再回到比较舒服的姿势。不想让产程太快的娘亲可以避开蹲位，选用别的温和些的姿势。要说还有什么弊端，那就是蹲位出生的娃以后可能会抱怨，说自己是被拉出来的。

5. 其他

其他的姿势还有很多，细数不过来，前人在总结，后人又不停地在创新。但新世界的原则大体就一个，请重力帮忙。想要生娃更快、更省力，可以在开宫门的第一产程尽量多走动，在娃出宫的第二产程，宫缩时娘亲“竖”起来使劲，宫缩间歇可以选舒服的姿势休息。

CHAPTER 5

第　五　章

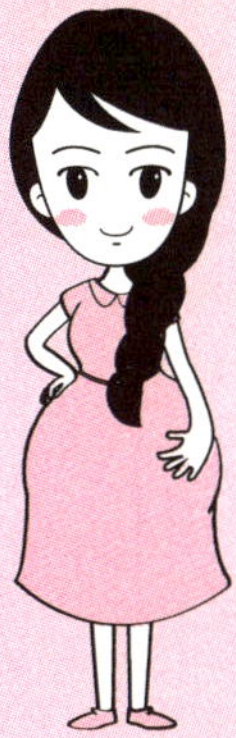

产后篇：
产后恢复大作战

娃落地了，怀孕这件大事儿也了结了？不，不，你抬头看看天，写着多大个“未完待续”。全世界都等着你来一个炫酷的转身说“我回来了”，而不只是“孩儿他娘来了”。怀孕像是机体的一次重启，努努力，说不定还能完成一次系统升级。

一、娃好，你也好

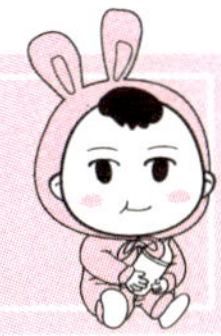

（一）为娘第一课——如何正确伺候娃

我猜，载人十月里你一定畅想过无数个第一次抱娃的镜头，但当娃呱呱坠地入你怀，除了拦也拦不住的母性光辉照耀四方外，一定还有不少的手足无措：娃，娘这么抱你行吗？娃，你要喝奶吗？娃，你要吃多少算饱？娃，你怎么又哭了？是觉得为娘笑得不够灿烂吗……问号不小心绕了病房30圈。我想，不消灭这些问号，你也许无暇顾及自身吧。

放松，放松，孩儿都生下来了，还有什么是你搞不定的？

1. 亲身示范正确哺乳姿势，大家请看好

“胸贴胸，肚贴肚，下巴贴乳房，鼻尖对乳头。”好不好记？多念几遍给娃听哦。哺乳前，温柔地按摩一会儿乳房，可以很好地刺激泌乳反射。哺乳姿势以自己感觉舒服为主，坐着、半躺着拿枕头垫着，只要不睡着就行。准备就绪后抱过来娃，托住娃的脑袋、肩膀和屁股，注意让脑袋和身子在一条直线上，肚子紧贴着你，尽情享受娃那爽滑柔软的皮肤吧，一会儿注意力就不在这儿了。此时娃的鼻尖已经对准乳头，脸正视着粮仓，但还没到开动的时候。使个坏，用乳房触碰娃的嘴唇，他会出于觅食反射张开嘴，而且会越张越大。当嘴张到超大的时候，快速抱娃贴近乳房，让他同时含住乳头和乳晕。呃，要是嘴张得不够大而只咬住了乳头的话，会——很——疼，娃也没办法有效吸吮。顺利对接之后，就可以继续散发着母性光芒饶有成就地观察娃吃饭，如果吃得很爽，会表现为太阳穴和小耳朵微微颤动，你自己也不会感觉到明显的乳头痛感。娃好，你也好嘛。等娃吃得差不多满足时会自己松口停下来，不要强行制止啊，乳头会很容易损伤。用餐完毕后一般不需要擦洗乳头，什么香皂、肥皂甚至是酒精，统统不要用哇，不但吃起来怪怪的，万一乳头干燥皲裂了怎么办？倒是可以用干净的冰毛巾稍微敷一会儿，让血管收缩来减轻乳房的肿胀。

按时吃饭这样的命令下达给怀中的娃就不太厚道了，这本是件随性的事儿，你和娃商量着决定就好。娃饿哭了，自然要喂奶；你感觉粮仓补货完毕，就该把娃提溜过来用膳。这样的供需平衡才完美，没必要机械化喂养，甚至还搬出闹钟这种终极战备。不过为了保护好乳头，实现可持续发展，每次喂奶的时长要循序渐进。一般来说，刚出生3天内每次哺乳时间最好不超过5分钟，然后第四天10分钟，第五天15分钟，让娃和你自己都有一个适应的过程。几天之后建立了默契，时间就可以控制为15~25分钟。其实，在娃有效吸吮时，4分钟就可以获得80%的乳量，10分钟就已经达到100%了，剩下的时间他在干什么呢？耍赖享受呀！所以，怕娃吸吮时间短没吃饱或是时间太长吃撑到的，大可不必担心。

2. 母乳大法好

产后一周之内的母乳叫作初乳。21世纪的娘亲们，还有人会相信“初乳很脏应该扔掉”这种蠢话吗？明明是因为含了太多的营养物质才会显得比较黏稠啊。初乳里有丰富的β胡萝卜素，所以颜色会发黄；蛋白质和矿物质的含量也比往后的乳汁多，脂肪和乳糖的含量又少，非常容易消化；关键是——里面还有好多帮助娃抵抗新生儿疾病的抗体！要是被白白浪费掉，对不起嗷嗷待哺的娃啊，阿弥陀佛！产后1~2周的母乳称为过渡乳，里面的蛋白质含量慢慢减少，供能的脂肪和乳糖渐渐增加。产后2周后，母乳就可以叫作成熟乳啦。母乳的优越性，是配方奶粉想方设法添加“钙、镁、锌、硒、维生素”也配不出来的传奇水平。母乳中的钙、磷含量科学，不会增加娃脆弱小肾脏的负担；吸收也不一样，同样是铁，母乳中的

70% 可以被吸收，配方奶粉就只有 10%~30%；锌的含量也超高，某锌口服液的广告怎么说的来着？“不喝，笨！”咱家喝母乳的宝宝才不会笨。所以 4~6 个月内养娃，他想要的母乳都能给，除了营养物质，还有精神层面的温暖和安全感。

3. 提高母乳产量的多种可能

说到这儿，听到有娘亲在哭诉：“谁不知道母乳大法好，可造不出来说什么都白瞎。还是因为胸太小，呜……”打住，我先为罩杯尺寸说句公道话：乳房大小不决定母乳产量！乳房由脂肪和乳腺组成。脂肪修外，整个乳房的美丽饱满程度取决于脂肪量的多少以及分布情况，个体差异很大。乳腺主内，以乳头为起点向内放射状地分成 15~20 个分支，分支末端的腺泡负责储存母乳，不同“尺寸”的乳房的乳腺并没有什么差别。那么问题来了，胸大、胸小既然都在一个起跑线上，怎样才能提高产量呢？

第一奥义是娃的吸吮。产后娘亲的机体处于“有求必应”的伟大状态，只要娃吸吮乳头，就会有感觉信号传到大脑，使催乳素噌噌升高，作用于乳房而泌乳。娃吸得越早，奶产得越早，产后 30 分钟内就应该开始为娃服役啦。第一次哺乳需要非常耐心，按照刚刚示范的正确姿势把娃伺候舒坦，再慢慢培养起娘儿俩的默契。如果急不可耐地上奶瓶，会让娃产生“乳头错觉”，那奶嘴要比母乳吸起来轻松多了，再往困难的换，娃才不愿意嘞。再有就是吸得越多，产量越大，付出和收获难得地成正比。有的娘亲怕娃吃了上顿没下顿，精打细算地喂，甚至处心积虑地存，万万使不得。相反，奶水越少，越应该增加吸吮或者挤奶次数，才能增加泌乳量呢。每次娃吸空一侧乳房后再换另一侧，如果小家伙食量有限没吃完，也要排空乳房。切记，别不舍得，别不舍得，别不舍得！乳汁滞留在乳房中，不仅会影响后续产量，还容易导致乳腺发炎，得不偿失。

按摩亦有效，实施须谨慎。在妇产医院周边街道，广告张贴最厉害的除了月子中心，就是催乳生意了，层出不穷的经络穴位催乳、精油按摩催乳，甚至结合音乐疗法催乳，各位娘亲一定要妥善选择靠谱的，最好在有真正需求时听从医护人员的建议，因为不合格的催乳师不恰当的手法反而会弄巧成拙，加重输乳管的阻塞。其实大部分情况下，娃多多吸吮加上自己简单的通乳按摩就足矣。手法是这样的：将手的食指和拇指对称，置于乳晕两旁，往下压，再向两边推开，改变角度重复动作，直到照顾到两侧乳腺的每个分支，力度的轻重也由自己掌握。刚生完娃的几天里可能会感到乳房发胀，这不单单是因为乳汁在分泌，还因为产后泌乳素等激素水平升高，使乳房充盈充血，而不是输乳管堵住了。坚持让娃吸吮，发胀感在 1 周左右就会自然消失。

接下来要斗胆入侵婆婆妈妈的领地——饮食界。贴心的老人家往往没到预产期就开始摩拳擦掌蓄势待发，恨不得各位娘亲一出产房就端上一锅汤。为的是什么？下奶呀！这不科学。要知道，刚生完娃的人浑身无力，胃肠功能也虚弱无比，喝那么油腻的汤消化都成困难，大补不成反而给身体带来了负担。召唤母乳主要还得娃自己来，吸吮是最有效也是最重要的方法，汤食药膳只能起辅助作用，不能一上来就依赖食物催乳。而且刚落地的娃胃只有葡萄那么大，娘亲看似可怜的一点初乳也够喂饱他，造太多出来娃喝不完，堆在粮仓里又会堵塞腺管，看来不是所有的东西多多都益善呢。产后 1 周，娘亲的体力恢复得差不多，娃的胃也慢慢长大，这时如果有需要，可以考虑开始食物催乳。母乳中 70%~80% 是水分，水 + 蛋白质这一组合就成了最好的选择，低脂高蛋白的鸡肉、鱼肉炖汤，加入通乳的花生、豆腐或丝瓜络，催乳汤也可以不油腻。菜谱随缘，反正决定权也不在各位儿媳妇、闺女这儿，但建议权是要保留的，比如不能迷信某种菜品的神奇，连吃 1 周炖猪蹄、2 周炖母鸡，吃的量多不均衡，照样算是营养不良。此外，热量也得考虑在内，毕竟吃到娃嘴里的有限，剩下的都得长到自个儿身上，以后说起来都是泪，减起来都是痛。哺乳期，每天比平时多摄入 500~800 大卡就足够维持母乳产量。

（二）回去上班，像个酷妈一样

有娃在家，亲妈们很难做到头发甩甩大步走开，单是喂奶这个环节就让人揪心不已。怎样才能像个酷妈一样重返职场，又能把娃养得棒棒哒？

依然坚持母乳喂养吧，比你想象中简单。咱们来盘算一下，如果适时挤奶、储存得当，母乳可以直接复温后给娃喝，省去了配方奶粉冲调的步骤，并节省开销；有且只有母乳可以给娃提供抵抗疾病的保护能力，这意味着娃少生病，省去了请假去医院的时间，并节省开销；母乳喂养能给娃最好的慰藉和安全感，看护起来比较省力，保姆可以少请一个，节省开销。看在三个醒目的“节省开销”的分儿上，母乳喂养也应成为职场娘亲的最佳之选。

虽然回去上班后母乳得用奶瓶喂，但不需要过早训练娃这项技能。因为奶瓶要比乳房用起来省劲儿多啦，娃尝到甜头儿，会本能地趋易避难，不愿从乳房觅食，母乳产量也会随着吸吮次数减少而降低，这被称为乳头混淆。不着急，等娃长到三四周大，攒足了吸吮乳头的经验，并沉溺于吸吮的享受，乳头混淆就不再是个大问题了，可以开始奶瓶、乳房的顺利切换。

给娃备粮的方法有两种，一是手法挤奶，二是借助吸奶器。手法挤奶最为简单方便，过程类似于娃那“只能被模仿，无法被超越”的吸吮：手洗白白后，将拇指和食指分别放在乳晕的上方和下方，其他手指托住乳房；两个手指向胸壁方向轻压，同时轻挤乳晕下面的乳窦；手指反复一压一放，再转圈兼顾到每个方向。一开始挤出的量可能比较少，但想当初娃都没有放弃，你怎可以灰心，多多练习，产量才会越来越多呢。无论是手法挤奶还是用吸奶器，挤奶的频率应该与在家喂奶时相隔时间一样，2~3 小时一次，这样回家后加上娃的努力，一天 8~12 次的排乳可以保证娃不饿肚子。每次挤奶的时间参考你家娃司令吃奶的时长，一般 15 分钟可收集 60~120ml 母乳，每次收集需要使用单独的容器。容器以瓶子为佳，玻璃瓶自然是最好的，安全无毒。市场上还有特别设计的集乳袋，适合放在冷冻室。再告诉你个小秘密，乳汁分泌是一种喷射反应，如果挤奶时脑海中想着娃，或者对着娃的照片、闻着娃的小衣服，可以反射性地增加母乳产量哦。

接下来就是妥善给娃屯粮了。母乳生来卓越，负载着饱含母爱的抗体、免疫球蛋白、乳铁蛋白和溶菌酶，这些宝物不仅给了娃坚强的体魄，还让母乳在体外保存时具备了超凡的抑菌性能。虽然有研究证明母乳在室温下可以安全地存放 10 个小时，但保险起见，收集完毕后的母乳应立刻冷藏，密封好放在单位公用的食物冰箱里就 OK。下班后带回家，冷藏可以保存 8 天，独立冷冻的话 6 个月都不成问题。母乳长时间冷冻可能会有少许抗体丧失，即便如此，母乳也敢挺直了腰板说："那我也比配方奶好！"可不，聊胜于无嘛。对了，注意入库前给每个瓶子标注上生产日期哦，娘亲出品，必属精品，横批：我娃特供。

上班前先别着急潇洒地出门，对留在家中喂娃的靠谱人士，该嘱咐的还得多啰唆几句。"从冷藏室取出来的瓶装母乳啊，最好用流动的温水来温暖，或者放到一锅加热过的温水里，切记不能直接加热（包括微波炉），也不能煮沸。冷冻母乳要解冻，可以放在冷藏室里过夜或放到流动的冷水里，然后逐渐提高水温。母乳一旦解冻就不可以再冻回去，解冻后只能保存24个小时……"靠谱人士不耐烦地看看表："一天说一遍我背都背会了，放心走吧！"

于是，你安心地出门，优雅地上班，想到家中的娃衣食无忧，便有了更多投入职场的战斗力和自我系统升级的信心。双重角色随意切换的娘亲才最酷。

二、产后重启的正确姿势

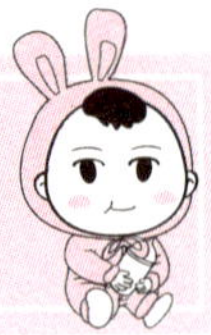

（一）谈谈坐月子，我是认真的

生完娃，婆婆妈妈、七大姑八大姨纷纷围上来，宣布各位娘亲进入月子期，并传老祖宗指令：忌水，忌风，忌口，忌动。坐月子法则像如来佛施在五指山上的金字压帖一样，让人不得不从，只因后果被说得太严重——不好好坐月子，以后有你好受的！高压之下，头脑中仅存的科学与理性不禁向后趔趄了两步："还是，宁可信其有，不可信其无吧……"

难道"宁可信其有"就是零风险的万全之策吗？先别急着回答。

坐月子是老祖宗们尽最大努力总结出的应对产后并发症的经验没错，但只能算是古老年代的特殊产物。那时孕产妇死亡率极高，祖宗们别无他法，只能将一些看似有效的方法视作瑰宝一样口口相传。“女子孕者，滑胎者半，难产者又半，死胎者再半”这句话不陌生吧？不一定来自正史，但也差不多能反映出古代的医疗水平了。

产后出血和产褥感染一直都是孕产妇死亡的最主要原因，哪怕是在医学已经进步数百年的当下。产后出血发病凶险，在没有输血技术、缩宫素、血管结扎术、子宫动脉栓塞术、子宫切除术、休克抢救技术的古代，可以想象古人是怎样束手无策，产妇是怎样听天由命的。而产褥感染，在严守无菌操作的现在都排在产妇死亡原因的第二位，可以想象千百年前的古人，在日常起居的床褥上接生、用锈迹斑斑的剪刀剪脐带、随意上手的接生婆、不够优秀的卫生习惯，那产后感染的发生率得多高。感染后自然会发热、怕冷，古人便将这诊断为风寒，归咎于产后身子虚弱受了风着了凉（那时哪儿知道细菌是何方妖孽）。“怎能让伤风着凉要了这么多人的性命？不行，一定要严加管教！”于是产妇被要求不许下床、不许会客、不许见风、不许碰水、不许食凉。从弘扬的力度来看这些限制是有些效果的，毕竟有那么高的病死率为基数，改善了一小步就是人类进步的一大步；从科学角度来说，一些措施放在古代不无道理，比如那时只有盆浴，禁止洗澡降低了上行感染率。可对于已经活在21世纪的我们，大多数月子规矩有百害而无一利：捂月子习俗造就了中国特色产后疾病之产褥中暑，重则致命；

闭门闭窗，不洗头不洗澡，脏兮兮的，极速培养了一代又一代细菌，重则致命；产后坚决不下地，静脉血液流滞，大大增加了血栓风险，栓子可随血流到达肺部，重则致命……以上种种，算不算是“宁可信其有”的代价？

世界范围内，孕产妇死亡 99% 发生在发展中国家，与医疗水平（贫困）、信息缺乏、文化习俗因素密不可分。与古人经验相比，现代医护技术能拯救多少人？ 1990 年，中国的孕产妇死亡率是 88.8/10 万，2014 年是 21.7/10 万，下降了 75.6%。75.6% 啊！至此，不知科学是否可以给你勇气，在面对现代医学与落后习俗时选择前者，而非“宁可信其有，不可信其无”。

（二）科学重启，拒绝漏洞

自从体内多了个小人儿要吃要喝要长个儿，娘亲的机体就进入了高速运转模式，循环系统、内分泌系统、生殖系统，甚至泌尿、消化、呼吸、运动、神经系统都会发生或大或小的变化，这对娘亲来说可是个不小的挑战，要不古人怎么把生孩子叫作“闯鬼门关”呢。谢天谢地，娃顺利卸货，娘亲还得变回常人模样：处理多余的 15%~25% 血液、体液、组织液，应付飞流直下或飞奔而上的动荡不安的激素水平，将篮球大小的子宫缩回鸡蛋大小，组织、脏器重新划分地盘儿……这么多重启项目，会不会出漏洞？咱们一项项来说。

1. 我不是八哥，你们抓错人了

产后体温升高是正常的。娃出来后的 24 小时内，娘亲的体温由于疲劳等原因略有上升，一般不超过 38℃。娃开始吃饭后的 3~4 天，乳房会因血管、淋巴管极度充盈而胀大，伴随发热，一般在 37.8℃，甚至到 39℃，持续 4~16 小时后没人管也会自己退烧，称为“泌乳热”，是正常现象，无须处理，快安抚下全家人在吃药、打针与哺乳禁忌之间焦灼徘徊的心情吧。但如果发热持续的时间过长，要呼唤医生来排除感染的可能。

产后还有宫缩痛是正常的。“娃都出来半天了怎么还有阵痛？太奇怪了，我要喊医生。”淡定啦孩儿他娘。你想，到了孕末期，娃把子宫撑得像篮球那么大，变回正常大小总是需要些时日的，大概需要 6 周。生娃时宫缩是为了把娃挤出来，娃出来后宫缩还得负责止血，最后子宫通过宫缩才能明哲保身，让自己形复以往、位归原处，你就忍一忍这幸福的痛感吧。正常的产后宫缩是一种下腹的阵发性剧痛，产后 1~2 天出现，只会持续 2~3 天。有的娘亲会在给娃哺乳时腹痛加重，是因为缩宫素反射性地不断分泌，你家娃在帮助你恢复子宫呢。

产后出现恶露是正常的。娃出宫后，子宫不仅有大小形态上的变化，内在也要重修：量身打造的内膜自然是不需要了，得拆掉，胎盘剥离的部位面积也不小，需要添砖加瓦。这样一来，随着子宫蜕膜脱落，血液、坏死蜕膜等组织经阴道排出，形成恶露。恶露的时间短则 1~2 周，长则 4~6 周。一般情况下，开始是红色的血性恶露，包含大量血液和小血块，3~4 天后颜色变浅（浆性恶露），10 天后颜色消失，变为黏稠的白色恶露，持续 3 周左右才会干净。所以，产后的阴道出血及分泌物排出和平日里的大姨妈是不一样的，这位需要耐心伺候，几周才能送走。正常的恶露绝不会有臭味，如果有恶臭还伴随发热，需要呼唤医生。

产后狂出汗是正常的。载人的 10 个月里，娘亲的大血液循环带动娃的小血液循环，“你的营养娘来供给，你的废物娘来过滤”，就是这么伟大，因此娘亲体内的血容量增加了 40%~45%。娃独立之后，只带走了自己够用的血容量，把多出的 15%~25% 留在了娘亲体内，怎么办？往外排呗。所以产妇不但上厕所频繁，出汗的壮观景象更是超出常人的想象。可多汗在咱老祖宗眼里是身子虚弱的表现。见产妇如此出汗，天啊，一定要小心照看，不能碰水、不能见风，把产妇捂得密不透风不说，关门、关窗、不洗澡更是给病菌的繁殖提供了绝佳的湿热温床，义无反顾地导致创面感染。产后出汗多正常，异常对待才可怕。

2. 重启的正确姿势

（1）可以且需要洗澡、洗头

祖宗们禁止产妇洗澡、洗头，不就是怕着凉受风留下“病根”吗？千百年后的我们，已经在全面小康的道路上充满希望地奔驰，我相信在看此书的人，都有实力找到一个温暖的可以站着洗热水澡的地方，毕竟热水器早在“以我爷爷的爷爷的名字命名”时就有了，所以只要稍加注意，在现代社会因洗澡而受凉是比较难以实现的。相反，不洗头、不洗澡，大批培养病菌导致的产褥感染才是“病根”吧！产后第二天就可以洗澡，但禁盆浴，以免不洁的洗澡水流入生殖道，细菌逆流而上引起感染，水温调至 38℃左右为佳，美人出浴时也要做好保暖。洗头当然也可以，因为我们有吹风机呀，使用恒温吹风机更好些，不会被过热或过冷的风吹得七荤八素。还有传言说洗澡会影响产后恢复，还真有人做了研究对照，发现血压、子宫收缩、恶露情况等都没有差异，传言破。又有传言说：“你现在是没事儿，以后你就知道了！”哎哟，又是宁可信其有的心理战对不对？威胁感还没“放学你等着”强烈。听听我的：“你现在捂着是暂时没事儿，不用等以后，过两天你就知道了。哦，对了，产褥感染的发病率啊，有 7% 那么高。”

（2）可以且需要通风甚至开空调

人体感觉最舒适的室温为 22~26℃，无论春夏秋冬。既然产妇一向被认为是虚弱娇贵的，就应该活在最舒适的温度里呀。捂月子，到底在捂什么？空气流通的好处不单是降温，还有一个更高大的作用就是灭菌。我还是用数据说话：在控制变量的基础上，自然通风时室内细菌数是0~32cfu/m^3，不通风时细菌数是160~204cfu/m^3，翻了不止6倍！将通风作为室内空气的基本消毒方法已是医院等机构的业内共识，当然，在名字已经被改成雾都的帝都等雾霾重地还是谨慎开窗为好，记得开新风系统换气，唉！通风或使用空调、电扇时，避免对着产妇直吹，不要贪凉，把温度调得过低。

（3）可以且需要刷牙

坐月子不能刷牙的规矩来得更加莫名其妙，而且因果颠倒。刷牙会出血，落下月子病的，那我不刷牙了，口腔细菌繁殖，牙周炎产生。偶尔刷一次，发现牙龈出血、牙齿松动，果然不能刷牙。有趣的是，下达不许刷牙命令的老年人本身就严重缺乏口腔卫生知识，从第三次全国口腔健康流行病学调查结果来看，65~74岁老年人的龋齿患病率为98.4%，平均掉牙11颗，每天至少刷牙一次的老年人只有75.2%。不过这个结果已经有很大进步了，20年前老年组的刷牙率只有30%。老人们不懂，年轻人总得与时俱进保护口腔吧？尤其孕期和产后不注意口腔保健，充血肿胀的牙龈处形成大量的细菌，堆积钙化，细菌分泌毒素和代谢物腐蚀牙龈，牙齿会慢慢失去牙龈和牙周组织的保护，加上孕产妇容易缺钙又补钙不足，牙龈出血、牙齿松动甚至脱落都不是闹着玩儿的。总之，越不刷，越出血，越容易落下所谓的月子病——如果这个莫须有的病症指的是感染出血掉牙的话。其实在万能的市场竞争下，早已有无数商家出品了孕产妇专用牙刷，软软的，很舒服，配以温水刷牙，牙口倍儿棒，和细菌说拜拜。

（4）慎用收腹带

前面说到，产后一个重要的重启项目是组织、脏器重新安置地盘儿。一跟体形扯上关系可就不得了啦，有的娘亲生完娃就急不可耐地要捆收腹带，生怕耽误了一刻子宫回缩、脏器归位的机会，关键是广告说，捆了就能瘦！我给娘娘吹个风儿，您先冷静冷静。是这样的，确实研究已经证实，使用长达耻骨联合以下的、松紧适度的收腹带，可以一定程度上缓解分娩对盆底肌的伤害，不过在对体形恢复的作用上，收腹带和运动的效果并没有差别。在往下看之前，答应我一定先找度娘确认耻骨联合是谁，对，就是上下半身接壤处最中间的骨骼部分。收腹带需要覆盖到耻骨联合以下，才算护住了骨盆，要是只把腹带围在肚子上，一弯腰提物、打嗝、咳嗽，肚子是稳固了，可压力全传给了盆底，更容易导致器官脱垂，还不如不捆。再说松紧，产后收腹带不是塑身衣啊，虽然我知道你想指着它瘦，可越紧越好这种念头万万使不得，捆上之后气儿上不来、食物下不去，影响血液循环不说，还会压迫内脏。此外，刚生完娃恶露还比较多，过早使用收腹带会影响恶露的排出。所以收腹带的正确打开方式是：产后1周再开始使用，选择透气性好的收腹带，不需要什么弹性，捆绑到耻骨联合以下，松紧适中，每天不超过8个小时，最多使用6周。汇报完毕。

（5）尽早下床走动

在婆婆妈妈的严厉监管之下，产妇翻个身儿都能惊扰到她们，更别提在眼皮子底下下床溜达了。其实顺产的娘亲，产后半天就可以下地，剖宫产的第二天就可以。下了地，不是要求产妇绕着操场跑个800米，只是围着病床缓慢挪个步，哪怕以蜗牛之速，都比赖在床上强。别说女人何必为难女人哦，真的是为了产后恢复好。躺在床上，肌肉松弛、精神萎靡，血液循环都快睡着了，怎么带动机体转动？说好的要重启，不能改成休眠模式呀。下床活动便是积极迎接新纪元的第一步，促进宫内积血的排出，以防堆积而感染；血液循环活跃起来，就不会那么容易形成血栓；躺在床上皮肤会越歇越松，动起来才能早日恢复紧致状态，这不正是各位娘亲想要的吗？

（6）适时恢复小两口生活

男同胞们先别急着谢我考虑周全，按照科学建议，你们还得至少再等6周。生产时为了让娃顺利出宫，宫门口都开到了最大，极度扩张的阴道需要逐渐恢复肌张力，不过趁此期间娘亲们可以多做盆底肌训练。你好，他也好。此外，宫门墙壁的损伤修复也需要时间，宫内恶露要几周才能干净，小不忍则乱大谋。再说说男同胞们被成功返聘后的避孕事宜。产后娘亲们的体内雌、孕激素急剧下降，1 周左右可以回归未孕水平；而催乳素因为要负责哺乳，虽然有所下降，但还是远远高于未孕的时候。丰富的催乳素可以在一定程度上抑制排卵，“一个娃都还喂不过来呢，卵巢你别捣乱”，可卵巢要真有那么听话就好了，毕竟催乳素不是它的直属上司。有时，会有小卵泡偷偷地长大，冷不丁儿地排出来，反应迟钝的大姨妈排卵后 2 周才会来报信儿，这下子，坑了爹也坑了娘。所以，产后只要恢复床单生活，就一定要避孕，避孕药在哺乳期不能吃，那就还是屏障避孕吧，安全性能高又没副作用。

3. 有些漏洞防得，有些漏洞防不得

（1）产后出血

产后出血是从古至今头号大漏洞，是导致我国产妇死亡的首位原因，来势汹汹，防不胜防。产后大出血最常见的原因是：子宫累了。子宫负责的项目实在太多：十来个小时前就开始宫缩，还被要求有节律地、对称地、宫底最强向下减弱地收缩；终于把娃顺利从产道挤出后，大家都可以松口气儿了，子宫还要接着干活儿，胎盘剥离形成的巨大创面需要宫缩来止血，如果战线拉得太长体力耗费过多、子宫肌纤维过分伸展难

以回缩等，子宫可能就罢工了。此时医生们只好用药（缩宫素）帮它振奋精神，或给它搭把手直接按压止血，如果都无效，只有拦截上游血液进行结扎或栓塞，甚至端子宫，毕竟救命要紧。正常情况下，胎盘会在娃出宫后的15分钟内跟着出来，不妙的是，有的过了30分钟仍然赖在宫内（胎盘滞留），有的走了但没走彻底（胎盘胎膜残留），有的甚至更过分地在宫里扎了根（胎盘粘连或胎盘植入），都会影响子宫收缩，使血管一直开放出血，需要医生及时发现，并赶紧把它老人家清出宫。仔细检查胎盘完整性也很重要，哪怕有特别微小的残留在宫内，也会造成隐患引起大出血，就像电视剧里总演的那样。除了子宫累了和胎盘耍赖两个原因，就数产道损伤最为凶险，不仅出血量多，阴道会阴撕裂，对产妇的伤害也是极大的。为了防止出现严重后果，有经验的医生会准确地掌握时机侧切，对，就是诸如“侧切背后的真相，你知道多少”的报道所说的侧切。背后的真相？侧切扩大产道，使体形过大的胎儿得以娩出，保护会阴，也降低了产程过长宫缩乏力大出血的风险。说为了赚钱的，正规医院按物价规定，一例侧切收费35元，光缝合就需要20分钟，还要冒着侧切后血肿的风险，回到病房后还得小心观察，再加上换药、拆线，何必呢？网上也有不少产妇附和，我好好儿的，为什么给我侧切？又是因果颠倒！为什么不想如果没有侧切会不会一定好好儿的呢？在氛围紧张的产房手术室，每位医生都希望自己的关注点只在手术，如果紧急情况下第一个念头是对社会舆论的顾虑，而非多年沉淀下的果断，真是一件糟糕的事情。至于各位娘亲，孕期避免大补特补，控制胎儿体重，多多锻炼盆底肌，增加阴道弹性，可以减小生产时侧切的可能性。

（2）产褥感染

产褥感染是在产褥期的6周内病原体侵袭生殖道引起局部或者全身性的感染，对于这个时期的娘亲来说，感染可不是个小漏洞，不过好在它在一定程度上可以预防。

女性的阴道是一个和谐的内环境，里面寄居着大量的细菌，种类繁多，目不暇接，有需氧的、厌氧的，也有真菌、衣原体、支原体，其中有善良的，也有邪恶的，差不多是聚齐了。虽然听着让人汗毛倒竖，可大部分姑娘也都好好儿的，是因为阴道本身有自净作用，细菌也被抑制得不敢张狂，就那么安分地待着。直到这个和谐的环境被打破，机体免疫力、细菌攻击力、细菌数量这三者之间的平衡瓦解时，漏洞就出现了。

这里插播一条常识，打破和谐不只是产后会发生，日常生活中有事儿没事儿冲洗阴道，依赖于使用所谓的护理液甚至强效的皂液，都是跟“和谐”过不去，反而越洗感染的概率越高。其实坚持每天只用清水清洗外阴就可以，可别随便入侵擅自打扫内部。如有不适及时投奔医生，在有感染证据的前提下才能有针对性地进行治疗，体内常驻“居民”不好惹哦。

说回到产妇。由于阴道有自净作用，羊水中也含有抗菌成分，怀孕时还有孕激素派黏液栓堵住了宫颈口，所以正常的妊娠与分娩并不会增加产妇感染的机会。一些严重贫血、免疫力十分低下的产妇，会在产后扛不住细菌的攻击而感染，但这仅是少数，主要原因还是入侵的细菌数量增多、战斗力增强。

在严格无菌操作的现在，也无法完全隔绝细菌，产程过长给细菌入侵创造了更多机会；产后出血的处理中，各种止血方法也难免让细菌钻了空子，而血液正是它们最喜欢的殖民地。此外还有重要的一点，就是不良的坐月子习惯使细菌数量大大增加，这条在前面已经“义愤填膺”过了，娘亲们要听进小女子讲的话啊。

狡猾的病菌会沿各种通路入侵我方，感染后主要表现为发热、疼痛、恶露异常。外阴的感染比较容易发觉，痛感明显，坐卧不安，还会有发红、肿胀等明显变化。如果病菌从宫内的创面入侵，引起的是子宫内膜炎甚至子宫肌炎，这时的恶露会变成脓状，且散发着臭味。还有的病菌志向不止于局部，更会沿着子宫旁的血管、淋巴管去往整个盆腔、腹膜，引起产妇全身出现中毒症状，甚至休克，重者致命。讲得这么严重，真不是有意吓唬大家，产褥感染作为排在孕产妇死亡原因前三位的病症，既然可以在一定程度上预防，为什么不尽最大努力呢？

（3）产褥中暑

产褥中暑完全可以避免，每次提到产褥中暑坚持摆出严肃脸，这是原则。曾经一德国姐们儿来华交流，对中国妇产科常见病十分好奇，我便拿出教材目录与她分享，当比画到这个病时，她满脸疑惑："这是什么？"当解释完源远流长的病因，姐们儿原本深邃美丽的大眼儿瞪得跟得了甲亢似的："真的是硬生生给捂的？！不可思议！"我无奈地摊开双手。当外界温度高于 35℃时，正常人类必须通过汗液散热，严格监管下的产妇被关门关窗包头捂被，没有空气流通，何来汗液蒸发？散热失败导致体温调节中枢衰竭，进而产妇高热、昏迷甚至呼吸衰竭，幸存的，留下中枢神经系统不可逆的后遗症；不幸的……产褥中暑发生前其实是有先兆的，表现为口渴、恶心、胸闷心慌、四肢无力，这时候体温还暂时正常，及时把产妇从层层棉絮中解放出来，把室内温度降下来便可缓解。当发展到轻度中暑，产妇的体温已经升到了 38.5℃以上，面色潮红、呼吸急促、脉搏增快、痱子满身时，需要减少衣物及时送往医院。如果连已经这么明显的异常都没有发现，产妇就十分危险了，体温继续升到 41~42℃，昏迷抽搐、面色苍白、呼吸短促，数小时内衰竭而亡，唉！再没有病比产褥中暑的病因更明确，预防起来理应最简单。可事实呢？每年因产褥中暑死亡的产妇不在少数，媒体报道也广泛及时，但仍然年年有，年年不在少数。

（4）产后抑郁

产褥期抑郁症的这段不仅写给各位娘亲，也要讲给你的丈夫，请传给他。在过去的年岁里，应该已经见识过你家媳妇儿大姨妈来之前的狂风骤雨吧？带动了“经前期综合征（PMS）”这个词不可收拾的恐怖场面，它的主要起因也被世人传诵着，解释姑娘们不可自拔之“作”。对，原因之一就是排卵后雌激素水平骤降，从几百一下子掉到几十。而产后，雌激素的值是从几千掉下来的，你们感受一下。飞流直下三千尺的雌激素让脑袋里的神经受体没缓过劲儿来，直接进入超敏状态，引起神经递质变化，导致心境障碍。此漏洞一出，产妇们瞬间跌到谷底，神经敏感，甚至不堪一击，被植入了把任何小事儿无限扩大的高危漏洞，中了自暴自弃、孤立无助、宝宝被害妄想的毒。而这些基础的生理变化，都不是产妇自己能够决定或是改变的，所以，首先，不要责备她；其次，在这星星之火都能燎原的特殊时期，需要你和家人密切地关注与百般小心，至少有你站在她这边，让她感受到不是自己一个人在承担喂养孩子的巨大压力。产后半个小时开奶到与娃默契配合的时间里，每位第一次哺乳的娘亲几乎都是崩溃的，本就信心不足，若再被风言凉语地指责奶水不足，简直是受到一万点打击。要知道，下奶最主要的是靠娃的吸吮，如果娘亲失了耐心、信心，甚至自暴自弃，只会让母乳越来越少。单精神安抚还不够，实际行动也得表现出来。照顾刚出生的娃是考验人的体力活儿，产妇已经牺牲了完整的睡眠时间，承担了隔三岔五的喂奶大业，其他各种伺候娃的活儿能分担就多分担些，消除产妇的孤立无援。严重的产后抑郁可能会自残甚至伤婴，如果产妇有这种想法，或是发现了一些苗头，一定要送诊治疗。一些对症的药是哺乳期可以服用的，不必完全排斥。好在产后抑郁的预后良好，随着激素水平稳定下来，或是经过治疗，有70% 可以在 1 年内痊愈。即便如此，也有超过一半因没有获得诊断而延误了病情，建议感觉不太好的产妇可以先用爱丁堡产后抑郁量表（EPDS）自测一下，篇幅有限，我就不粘贴在此了。

三、为娘要臭美

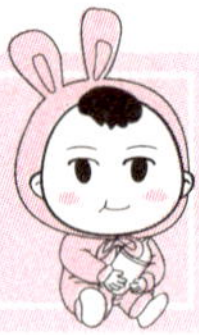

终于，伺候好了娃躲过了漏洞，这人生算是顺利重启了。不对，老娘生娃前都没过百，现在一百二三不说，还满腹赘肉、面黄色衰，说好的炫酷回归呢？不行，为娘要申请系统升级。

可系统升级不是水冰月自带特效的华丽变身，几十秒就能搞定的，而是个天将降大任于斯人也的活儿，得苦你心志，得劳你体肤。若要加个时限的话，6 个月吧。产后 6 个月是瘦身的黄金时间，这段时间内身体处于高代谢状态，产后恢复亦需能量，再加上给娃哺乳唰唰唰耗能，完美！而且曾有爱心专业人士做过研究，产后 6 个月内没瘦下来的，8~10 年后平均增加的体重约是同龄女性的 4 倍，赤裸裸的威胁……不过有动力是好事儿，调整好状态咱就走着。

（一）你把食物都献给了娃？快别幻想啦

秉承“一人吃，二人补”的原则，娘亲们纷纷肩负着神圣使命，拜倒在婆婆妈妈精湛的厨艺之下，孕期补补补，为了娃长身体；娃出来后接着补，因为要产奶呀。汤一盅接着一盅，猪蹄一个接着一个，母鸡一只接着一只。说句实话别打我，这吃进去的热量每天也就500大卡左右变成了母乳，其他的都堆到自个儿身上去啦！500大卡有多少？1个汉堡，或2杯牛奶，或3个苹果而已。产后怎么吃才能瘦了自己也满足了娃？

1. 在有限的食量内挑有用的

说好的一切以娃为本，先得把必需的营养物质吃够。在有限的食量内挑有用的吃，食量是指饱得刚刚好，而不是真实水平啊。高蛋白饮食可以提高母乳产量，每天吃100g甚至更多都没有问题，健康优质的蛋白包括鱼、去皮的家禽肉、奶制品、鸡蛋、豆腐和大豆。再至少来1200mg的钙。很抽象对不对？我翻译一下，每100mL牛奶含钙100mg。等等，不是让你喝1L牛奶呀，这样脂肪就超标了。还有其他食物呢，比如每100g的豆腐含钙164mg、蛋黄112mg、紫菜264mg、木耳247mg、虾米991mg，是不是很惊人？这样的话，每天一袋牛奶、一把虾米、一块儿豆腐，再吃点儿蔬菜，钙就补齐了。铁，切不可习惯性地补过劲儿了，40mg就够。比如100g猪肝里铁就超过了30mg。其他各种元素，比如锌、硒、维生素就不多说啦，因为只要保证饮食的物种多样性，盘子里是五颜六色的，这些元素一般不会缺。况且转化为母乳时都是面面俱到的智能化配比，娃的吸收率也高，完胜一切高级配方奶粉。

2. 热量进、热量出

然后再来谈论吃的艺术。正常运转的人类大概像是个烧煤的机器，讲究热量进、热量出。假定机器运转速度不变，当热量入不敷出时，可不就瘦了。

热量来源大抵有三：碳水化合物、脂肪和蛋白质。和大家打个招呼，你们好！这三位每克的摄入量分别能带给我们4大卡、9大卡和4大卡的热量，干的活儿却不一样，性格迥异、各司其职。碳水性格直率，高呼着“燃烧吧我的青春”，便氧化成一打一打的ATP，除了马上能用的，还能打包成糖原放在肝脏和肌肉中，是机体最主要的供能者。脂肪性格愚钝，是个没什么原则的仓库管理员，糖能变成脂肪、蛋白质能变成脂肪，而脂肪却变不回去，只能把收到的能量呆呆地存着，是机体最主要的储能者。蛋白质性格高冷，供能这种体力活儿不到万不得已落不到它头上，人家掌握的是维持细胞生长修补和制造激素抗体酶的核心科技，是机体生命活动的物质基础，怎好意思当煤烧？所以当身体挨饿，召唤三位的顺序依次是碳水化合物、脂肪、蛋白质。碳水化合物24小时就燃烧殆尽；脂肪成为主要供能来源，但脂肪快速分解会生成过多的酮体，严重

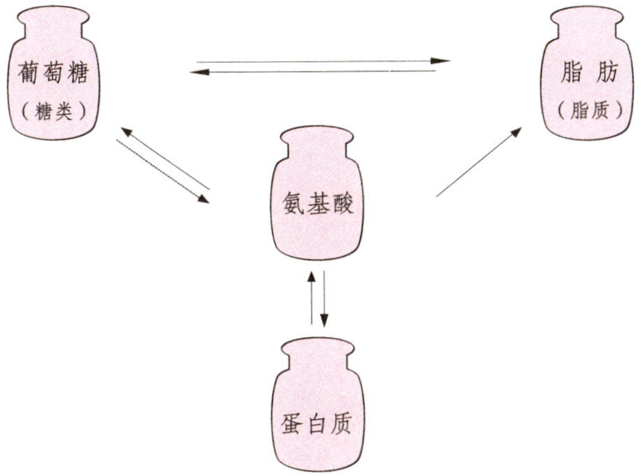

时导致酮血症；饿到第 3 天左右，高贵的蛋白质也被拿出来用，肌蛋白质分解增加，长此以往器官功能都会受影响，因为本应用来造细胞、造激素、造抗体的蛋白质都被拿去当煤烧了啊！节食的，都是用生命在减肥。

3. 碳水化合物

碳水化合物圈儿内也是分高低贵贱的。基本上所有植物性食物都可以认为是碳水化合物，有淀粉、糖和纤维。就算你没有主动关注这个世界，估计也已经注意到了合理的食物歧视：粗粮比细粮好，天然糖比添加糖好，膳食纤维最好。这条鄙视链的成因之一与一个新晋热词有关——升糖指数（GI），就是碳水入腹消化后血糖上升的幅度，淀粉越是精细越好消化，糖类越是简单含量多，吃进去后血糖上升越快，像匹野马往上飙。可机体一下子用不了这么多热量，又退不了货，只能打包存着。谁来管住这匹野马呢？在人类身体中，有且只有一种激素可以降糖——胰岛素。胰岛素的手里揣着钥匙，血糖太高的时候，它会打开细胞的门把糖往里面赶，并让肌肉细胞和肝脏细胞把多余的糖打包成糖原存着，还能催促着糖向脂肪转化。最后一项虽然听起来不像是好事儿，但也是迫不得已，谁让一下子来了这么多糖呢，得降！可如果天天给它找这种又累又急的活儿，容易被玩儿坏（胰岛素抵抗）。含纤维多的淀粉食物、结构复杂些的天然含糖食物撒出去的就不是这些野马，都文文静静地小跑儿着。再说，膳食纤维虽被列在碳水化合物里，大多数纤维却转化不成糖，并不为机体供太多能量，而且饱腹感强呀，令人欢喜。比如芹菜这种逆天的食物，你在吃它时甚至是负能量的，因为摄入的能量还不够用来嚼它！

4. 脂肪

脂肪虽是你想摆脱的东西，但不可完全没有，因为脂类除了储能供能，也会点儿技术活儿，比如女子必备的雌、孕激素就是卵巢以胆固醇为原料造出来的。既然缺不得，便要取之有道，选择善良的，比如不饱和脂肪酸，躲开邪恶的反式脂肪酸，控制饱和脂肪酸不超过全天热量的 7%。说到量，实在是抽象，咱们一起来算一把。年轻女性科学减肥一般建议“1500 大卡计划”，产后娘亲申请多吃 500 大卡喂娃，共 2000

大卡。脂肪热量占全天总热量的 20% 即可，这样算来批准摄入 400 大卡，每克脂肪 9 大卡，所以每天最多吃 44 克。等等，一勺食用油就 15 克，暂不说炸的煎的炒的，就是炖的老母鸡汤、猪蹄汤那上面厚厚的一层油，估计就已经超啦！这还没算几乎所有食物中都隐匿着的或多或少的脂肪……

5. 蛋白质

蛋白质是极好的，对于想要哺乳、减肥两不误的娘亲更是如此。在减肥过程中，谁都希望烟消云散的只有身上的肥肉，可不幸的是，大多数饮食加运动的减肥方法减掉的不仅有脂肪，还有肌肉，更糟糕的是失去的肌肉极难恢复。想要尽可能多地保住肌肉，多吃蛋白质呀。此外，蛋白质的饱腹感也很强，胃排空的速度也比较慢，不容易饿。还有一点重要的，就是一种叫“食物特殊动力效应”的概念，指通过进食刺激机体额外消耗能量的作用，所有食物中蛋白质的特殊动力是最显著的。比如你觅得了热量为 100 大卡的蛋白质，然后单是为了吃它、消化它、吸收它，身体就会消耗 30 大卡，特殊动力效应即 30%，打了 7 折，简直是稳赚不赔的好买卖！相比之下，糖和脂肪的特殊动力效应只有 6% 和 4%，这差距，啧啧！再说说蛋白质要吃多少。虽然减肥期间要减少总热量的摄入，可蛋白质的比例需要上调，建议按照 1~1.5g/kg 来吃，比如 60kg 的妹子每天可觅得 90g 蛋白质，在坚持母乳喂养的娘亲 100g 都不为过呢，大约手掌大小的一块鸡胸肉（400g 左右）也就够了。蛋白质的选择以优质蛋白为佳，听起来很高端，瞬间只想到了蛋白粉？其实都是些家常便饭罢了，比方鱼、奶制品、鸡蛋、豆腐、大豆、去皮的家禽肉。

至此你一定还是有疑问的，上面说的全都是数字，照顾娃就够费神的了，还得一夜回到中小学去算这些鬼？我也是有疑问的，好好的奔头不应这么有压力，所以这些数字都只是些概念性的存在，当你对照数字给每种食物安上了热量印象，剩下的就好办了。首先是三餐，早饭吃好、午饭吃饱、晚饭吃少是基本。其次是每餐配比，如果拿了大盘子装，盘子的 1/3~1/2 要是蔬菜，少油的那种；1/3 要是蛋白质类，低脂的那种；其他地盘儿给主食、水果、奶制品，升糖指数低的那种。这样一来望上去五颜六色的，均衡性也就差不多了。再瞅一眼，肉上的皮和脂肪有没有去掉，主食有没有拿多，油腻的食物有没有出现，纷纷判别过后就可以放开吃了，细嚼慢咽不吃太满，热量是不难控制的。

（二）“不动产”你好，起来动

热量进得少，不如联合运动效果好。生完娃 6 周之内，还是暂且做个安静的美娘子，运动以轻柔、抗阻、溜达为主。6 周过后就不用强掩女汉子本色啦，有氧举铁循序渐进地操练起来。

人体是个耗能工厂，里面一个个锅炉烧得正旺，热量进、热量出，转化的速率叫作代谢率。代谢率受年龄、性别、肌肉比重的影响。人到中年，尤其是40岁往后，代谢率以每10年5%的速度下降，所以到了老年也就怕冷、不爱动、吃得少，吃得多了反而会给身体带来负担。一般情况下，男性的代谢率要高于同龄女性。不过这三个要素里，数肌肉最重要，是我们可以改变的。肌肉越多，架起来的炉火越多，自然可以燃烧更多的脂肪，真是个坐享其成的好技能。想要坐着躺着也能瘦吗？增肌。想要大冷天儿穿得比别人少还不冷吗？增肌。想要同样的体重看起来更加健康窈窕吗？增肌。不不不，我不是卖蛋白粉的，我在倡议增肌训练。前面说到，人们减肥减掉的既有脂肪也有肌肉，可肌肉极难恢复，将来重新获得的通常只有脂肪。肌肉这么重要的锅炉如果少了几台，会对代谢带来极大的打击。要完成肌肉减少的量不超过整体减肥15%的目标，既需要吃，也需要练。训练后肌肉能耗升级，容量也扩增，得以储存更多的糖和脂肪。24小时不熄火的茁壮火炉，你值得拥有。那么问题来了，怎么练？

动起来，有氧、抗阻、柔韧三种训练缺一不可，才能为新的力量喝彩。有氧运动就是在体内烧锅炉时加个风箱，氧化完全，耗能剧烈，全身几乎没有一个地方是不动的，最刺激的是心脏，所以有氧运动又被叫作心血管运动。可有氧运动不分你我，谁来烧谁，运动过久肌肉可能也在劫难逃。咦？听说减肥季，有氧和力量更配哦！对的，要两个在一起才最好。抗阻运动又叫力量训练，通过克服阻力来增强肌肉。别一听增肌就想象施州长啊，女性想要靠力量训练变得死壮几乎不可能，除非体内的睾酮水平媲美男子才行。抗阻运动主要磨砺的是肌肉，可以在减肥过程中保持甚至增加肌肉的质量。还有一个神奇的现象，记得胰岛素这个拿着唯一一把降糖钥匙的主儿吗？静息状态下细胞确实需要胰岛素来开门，但是当你开始运动，这些门就都变成感应门啦，不需要胰岛素的参与就能敞开大门让葡萄糖离开血液进入细胞，呼哧呼哧地燃烧起来，而且哦，在运动结束后的两天内此 VIP 通道依然有效。特殊待遇，献给乐于自虐的人！所以抗阻训练可以使肌肉在运动时消耗更多的糖、静息时燃烧更多的脂肪，这是必需的。抗阻运动的动作奥义是：慢。每个动作都要慢，仔细体会肌肉被虐的酸爽，轻柔运动保护关节；强度增加得也要慢，一般每组 10~15 个动作，每次 2~3 组，具体要求听教练的，但重量要逐渐增加，不然拉伤可不是闹着玩儿的。柔韧训练就是准备活动吧？才不是！快抛开脑海中小学体育老师的那句“做好拉伸准备，预备，起”！准备活动是按下预热按钮后的缓慢启动，比如做有氧运动前先走一会儿，然后慢慢加速；做抗阻前先上小阻力，然后慢慢加重。恢复活动呢，就是缓慢减速停止啦。你看，不是柔韧运动。柔韧拉伸最好在锻炼快结束时进行，因为这时的身体是最温暖的。就像路边卖的麦芽糖，加热后可以随意拉伸做十二生肖、猪八戒、孙悟空，但等拿到手里已经冷冰冰的，掉到地上就碎了。同理，硬邦邦、冷冰冰的肌肉如果被拉伸也容易受伤。具体的拉伸方法健身房的墙上必有。

产后减肥切不可用力过猛，影响母乳产量就不好了，每周减 1 斤就棒棒哒。当你开始减少摄入、增加运动，最开始减掉的多是储存在肌肉中的水分，效果迅速，让你信心倍增。然而好景不长，几周后开始，减掉的大多数是脂肪，每单位脂肪含的热量更多，所以需要更多的运动来消耗。再加上你在举铁增肌，体重减轻的幅度会变小，因为 1 斤脂肪和 1 斤肌肉的体积可是相去甚远的。坚持下去，等完好如初地回到战场，连系鞋带儿都是自信的。

（三）听说哺乳会让乳房下垂？别闹

又说回到乳房。乳房在娃出生后终于物尽其用充当着粮仓，可这日日夜夜的，娘亲的心情有些忐忑，被娃这么虐会不会下垂？有点小忧伤啊。话说物不用则废，现在终于用上了，怎么倒还担心起来了？

自打怀孕开始，各种激素都围过来热心帮娃搭建粮仓，乳房内的脂肪组织和乳腺组织都会增生，娘亲的罩杯明显增大。娃出来之后每位娘亲的雌、孕激素都会飞流直下，无一例外，给娃喂奶反倒可以避免乳房缩小得太过迅猛，不会因为内容物快速减少、皮肤没反应过来而造成乳房下垂。

乳腺呢，用则进。娃的吸吮不断刺激着乳腺，辛勤的训练造就强大的体魄，乳腺组织随之变得发达，你家辛勤的娃也锻炼得劲儿越来越大。还有一个奇妙的作用，之前不是说哺乳可以反射性地增多缩宫素的分泌吗，这缩宫素可不单单跑到子宫去了，还逛到乳房帮忙优化了一直以来支撑和悬吊乳房的“功臣”（乳房悬韧带），韧带弹性增强，弹弹弹，弹走重力不下垂。

你看，母乳喂养分明是防止产后乳房下垂最好的办法啊，快给你家娃鞠一躬。

（四）留下点儿妊娠纹做纪念？不要啊

女人的天敌就是各种纹，眼纹、皱纹、鱼尾纹、法令纹个个让人忧心，怀了孕也不消停，出来个妊娠纹。

妊娠纹一般长在肚子上，也有在大腿、臀部和肩膀的。它的出现和孕期飙升的激素脱不了干系，再加上腹部一天天隆起，皮肤的弹性兜不住大肚扩张的体积，弹力纤维、胶原纤维被过度拉伸受伤，甚至断裂。皮肤被扩张后变薄，也就能看到腹壁出现一道道粉紫色的纹路，让人心生不快。娃出来之后，各器官复旧归位，可它却极难退去，变成了白色的瘢痕状的线条，挑衅地泛着光泽，谁也拿它没办法。已经留下纪念的娘亲若要选择去纹产品，见了那些鼓吹三天起效、一周无痕的广告可要绕着走，因为纤维的修复和再生过程有点儿漫长，也不会完完全全回到从前。挑选出用质量说话的产品后，要持续持续持续使用才有效呢。

说到这儿，我要来个马后炮说说妊娠纹的预防。既然出来之后难以消灭，那就让它尽量不要出来好了。有健身习惯的姑娘对抗此纹会有优势，尤其是多多进行腹肌拉伸训练，到了孕期就会多一道有力的弹性网来兜住大肚，而不是只由皮肤撑着孤军奋战了。怀孕后悠着点儿长体重，尤其到了孕末期胎儿本就长势喜人，你若再加油过了头，腹部急速增大，后面可能就跟着纤维的断损，所以，体重每周增长不超过 1 斤为好。食物里能增加皮肤弹性的不止猪蹄啊，况且它都不是最好使的，优质蛋白的吸收率不知比它高多少，搭配绿叶的菜、鲜嫩的果，身体自己就能造出满满的胶原蛋白，热量还低。若要内外兼修，还有很多增强皮肤弹性的外用方法，比如两三块钱几十粒的维 E 胶囊，每天戳破几个挤出来和乳霜拌匀一起涂在肚皮上；奢侈点儿的可以用橄榄油，以肚脐为起点顺时针由小到大画圈圈按摩；重口点儿的，可以试着敷……蛋清，10 分钟后擦去，光鲜亮丽。